마인드풀 이팅
Mindful eating

심리학자가 말하는 체중 감량의 비밀

Original Title: Hunger, Frust und Schokolade: Die Psychologie des Essens
by Michael Macht
Copyright © 2021 by Droemer Verlag
An imprint of Verlagsgruppe Droemer Knaur GmbH & Co. KG, Munich
All rights reserved.
No part of this book may be used or reproduced in any manner whatever without written permission except in the case of brief quotations embodied in critical articles or reviews.

Korean Translation Copyright © 2022 by Il me dit
An imprint of Catholic Publishing House
Korean edition is published by arrangement with Verlagsgruppe Droemer Knaur GmbH & Co. KG, Munich through BC Agency, Seoul

마인드풀 이팅

2022년 8월 12일 초판 1쇄 펴냄

지은이 · 미하엘 마흐트
옮긴이 · 임정희
펴낸이 · 정순택
펴낸곳 · 도서출판 일므디
편집 · 강서윤, 김소정, 정주화
디자인 · 정호진
마케팅 · 이승준, 임찬양
전자우편 · llmeditbook@gmail.com

ISBN 979-11-977068-3-7 03190
값 17,000원

이 책의 한국어판 저작권은 BC에이전시를 통한 저작권사와의 독점 계약으로 '도서출판 일므디'에 있습니다.
저작권법에 의해 보호를 받는 저작물이므로 무단 전재와 복제를 금합니다.

마인드풀 이팅
Mindful Eating

심리학자가 말하는 체중 감량의 비밀

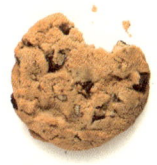

미하엘 마흐트 지음 · 임정희 옮김

일므디

차례

서론	어린 시절 성탄절에 먹었던 음식 · 9
우리는 왜 배가 고플까?	배고픔에 숨겨진 사실 · 19 배고픔과 위는 어떤 관련이 있을까? · 20 눈먼 사람들이 코끼리를 알아내기까지 · 24 오케스트라처럼 울려 퍼지는 여러 신호 · 26
과하거나 부족함 없이	식욕을 조절해 주는 뇌 · 32 우리의 식욕에 관여하는 뇌는? · 34 너무 많이 먹거나 너무 안 먹거나 · 36
먹고 싶은 감정은 왜 생기는 걸까?	가끔 고기가 먹고 싶은 이유 · 50 소금을 유난히 좋아하는 아이 · 51 이유 없이 싫은 음식에는 원인이 있다 · 53 피자, 초콜릿을 좋아하는 이유 · 57 사람들과 어울려서 먹는 식사 · 60 음식에 새겨지는 특별한 감정 · 62

감정과 음식은 어떤 관계일까?	감정이란 무엇일까? · 72 감정을 겪는 이유는 무엇일까? · 75 감정의 종류 · 77 기분은 자신의 건강 상태를 알려 준다 · 80
감정과 식욕	강렬한 감정이 식욕을 변화시키는 이유 · 86 왜 매번 다이어트에 실패할까? · 88 감정은 어떻게 식습관에 영향을 미칠까? · 91 감정은 어떻게 다뤄야 할까? · 92 감정을 피하기만 해서는 도움이 되지 않는다 · 95
기분을 좋게 하는 음식	우리를 행복하게 하는 달콤함, 초콜릿 · 100 초콜릿은 마약처럼 중독성이 강할까? · 102 즐겁게 먹으면 걱정이 줄어드는 이유 · 104 기억을 먹다 · 107 맛있는 음식이 주는 위로 · 112 예민함을 줄여 주는 포도당 · 115

차례

감정적으로 먹는 사람
- 스트레스를 받으면 일단 먹는다 · 122
- 왜 스트레스를 받으면 먹는 걸까? · 127
- 어릴 때 겪은 경험은 식습관과 관련이 있다 · 128
- 배고픔도 습관이다 · 132
- 학습되는 식습관 · 134
- 급격한 체중 증가, 나는 비만인가? · 136
- 스트레스받고, 먹고, 자고, 반복되는 악순환 · 137

섭식 장애
- 단식과 폭식의 심리 · 146
- 배고픔이라는 병 · 146
- 변화하는 아름다움의 기준 · 147
- 식욕 부진증과 거식증이 생기는 이유 · 150

식습관 변화시키기
- 수없이 다이어트를 시도하지만 실패하는 이유 · 162
- 스트레스를 음식으로 해소하지 않는 법 · 165

먹는 즐거움의 비밀	먹을 때는 왜 즐거운 걸까? · 174 미식 예찬 · 176 마인드풀 이팅 · 178 음식을 먹으면서 즐거움을 느끼는 방법 · 181
결론	먹고 싶은 감정 조절하기 · 185
감사의 말 역자 후기 주	이 책에 도움을 준 모든 이들에게 · 191 내가 먹는 음식이 나를 말해 준다 · 193

서론

어린 시절
성탄절에 먹었던
음식

인간은 먹는 일까지도 변질시켜 버렸습니다.
어떤 이는 궁핍하고, 어떤 이는 풍요를 누리는 현실에서
먹는 욕구가 지닌 선명함이 흐릿해졌습니다.
라이너 마리아 릴케, 《젊은 시인에게 보내는 편지》

어린 시절, 성탄절 때면 아침에 풍기던 고기 굽는 냄새에 잠을 깼다. 나는 잠시 온 집 안에 퍼지는 고기 냄새를 음미하다가 다시 잠이 들었다. 실컷 늦잠을 자고 나서 아래층에 내려가면 부엌은 오븐 열기로 사우나처럼 후끈했다. 어머니는 가스레인지 앞에 서 있고, 그 옆쪽 의자에는 할머니가 홀짝거리며 고기 소스를 맛보고 있었다. 열린 창문으로 차가운 겨울바람이 들어왔다. 식탁에는 완자 반죽이 담긴 그릇이 놓여 있고, 가스레인지에는 적양배추가 끓고

있었으며 오븐에서는 고기 굽는 소리가 났다. 빳빳한 식탁보 위에 놓인 파티용 그릇들이 아직도 눈에 선하다. 완자, 구운 고기, 적양배추 맛도 입 안에 느껴진다. 성탄절 식사는 내게 유일한 즐거움이었다. 음식에 대한 내 열정은 여기에서 생겨났다.

내가 음식 연구를 시작한 것은 대학 연구실 조교로 일할 때다. 그때는 학문 연구에 동참하고 실험 방법론을 알게 되어 뿌듯했다. 다른 영향과 방해 요소가 통제된 실험 방식은 타당성이 있고, 결과도 반복적으로 얻을 수 있어서 충분히 활용할 수 있다.

음식을 연구할 때 실험은 고전적인 방식이다. 음식 연구가는 실험을 통해 왜 음식을 먹는지 근거를 밝혀내고, 먹는 행동을 촉진하거나 억제하는 다양한 호르몬과 신진대사 과정도 알아낸다. 지방 조직과 소장 벽에서 음식의 양을 조절하는 화학 물질을 발견하고, 어떤 뇌 구조에서 음식 섭취를 통제하는지도 연구한다. 그러나 풀리지 않는 문제가 있다. 어린 시절 성탄절 때 먹었던 음식을 생각하면 행복해지고 초콜릿을 입 안에 넣으면 즐거워지는 감정이다. 이것은 어떻게 설명할 수 있을까?

당시 내가 일했던 연구실 근처에는 붉은 벽돌로 된 대학 도서관이 있었다. 도서관 맨 위층의 열람실에는 책상이 놓인 작은 방이 있었다. 그곳에서 나는 통계 시험을 준비하며 종종 작은 창문을 통해 시내와 강을 바라보았다.

한낮이 되면 매일 뿔테 안경에 머리가 희끗희끗한 남자가 와서 몇 시간씩 법전을 파고들었다. 단정한 옷차림과 오똑한 콧날, 흐트

러짐 없는 머리카락과 진지한 표정은 꽤 중요한 인물이라는 느낌을 풍겼다. 남자는 몰두해서 책을 읽고 메모를 했다.

시간이 흘러가면서 남자는 습관적으로 상의 주머니에서 초콜릿을 꺼내 조심스럽게 포장을 뜯었다. 초콜릿을 여러 조각으로 잘라 놓은 다음, 다시 책에 몰두했다. 책을 읽는 동안 기분 좋게 초콜릿을 한 조각씩 먹었다. 나는 그 남자의 모습을 지켜보며 종종 집에 가는 길에 초콜릿을 사기도 했다.

먹는 행동과 감정 사이의 관계는 음식에 대한 감정적인 반응에서 잘 드러난다. 이 반응은 생물학적으로 깊이 뿌리박혀 있다. 실험실에서 실험용 쥐들에게 온갖 영양소가 들어 있고 생선 냄새를 풍기는 갈색 알갱이인 표준 사료를 제공했다. 혹시 쥐들이 다른 먹이를 원할까 싶어서 과자 부스러기를 한 줌 먹이통에 넣어 주었다. 과자 냄새를 맡은 쥐들은 금방 흥분해서 부스러기를 남김없이 다 먹어 치웠다. 쥐들도 먹을 때 즐거움을 경험하는 게 분명했다. 개나 고양이를 키우는 사람들은 동물도 맛있는 음식을 탐낸다는 사실을 안다.

먹음직스러운 음식을 보고, 냄새 맡고, 또는 맛보면서 전혀 감정에 동요가 없는 사람이 있을까? 수천 년의 진화를 거쳐 발전한 이런 감정 반응은 동물에게서도 찾을 수 있다. 이 감정 반응은 먹는 문제를 해결하는 데 도움이 된다.

이러한 감정 반응을 고려하지 않는다면 많은 어려움을 겪게 된다. 마트의 과자 진열대 앞에 서거나, 거리에서 핫도그, 샌드위치,

와플 냄새가 코를 찌를 때마다 우리에게는 감정 반응이 일어난다. 스트레스가 심한 경우에 먹을 것을 찾게 되는 것도 같은 이유다. 지루한 회의가 끝나면 초콜릿을 찾게 된다. 외로운 밤에는 TV 앞에서 군것질을 하며 우울한 기분을 떨쳐 내기도 한다.

그렇다면 음식은 정확히 어떻게 기분을 달래 줄까? 정서와 관련된 먹는 습관은 어떻게 생겨날까? 정서적으로 받는 스트레스는 어떻게 먹는 행동에 영향을 주어, 과체중이나 거식증, 폭식증 같은 섭식 장애 문제로 이어지게 할까?

학계에서 먹는 행동과 관련된 감정 세계는 오랫동안 사각지대였다. 생리학자들은 감정이 그다지 구체적이지 않아서 객관적인 분석에 적합하지 않다고 여겼다. 반대로 정서 연구가들은 먹는 행동에 관심이 없었다. 그러나 과체중이라는 문제가 대두되면서 먹는 행동에 대한 관심이 커지고 있다.[1]

나는 심리 치료사로 일하면서 체중이 150kg에 달하는 한 여성을 치료한 적이 있다. 그 여성은 어릴 때부터 이불 속에서 과자를 먹었다. 살이 찌면서 학교 친구들의 놀림과 부모의 비난을 견뎌야 했다. 좌절과 조롱을 당할수록 더 많이 먹게 되었다. 학교와 직장에서 음식이 도피처였다. 스트레스를 받으면 바로 초콜릿과 패스트푸드 생각이 간질해졌다. 스트레스를 극복하려고 더 먹게 되었다. 의사는 여성에게 당뇨병 진단을 내리면서 체중 감량을 권고했다. 그러나 지금까지 여러 번 체중 감량에 실패한 터라, 차라리 살찐 채로 살다가 일찍 죽는 편이 낫겠다고 생각했다.

지난 20년간 과체중인 사람들이 두 배 이상 늘어났다. 비만은 인류의 건강에 문제를 일으키는 요소다. 이 문제를 해결하기 위해 학교와 기관들에서는 칼로리를 제한하는 프로그램을 진행하고 있다. 많은 학자가 체중 감량을 위한 약품을 개발하고 체중 감량 프로그램을 연구하고 있다. 고도 비만인 사람들은 신체적으로 제약이 있고 고혈압, 고지혈증과 같은 질병에 걸릴 위험이 있다. 또한 타인의 시선에 따른 불안과 우울 등 심리적인 고통을 겪는다.

지나치게 많이 먹는 사람들이 있는 반면에, 좋은 음식에 관한 생각을 지나치게 많이 하는 사람들도 있다. 어떤 음식을 얼마만큼 먹어야 하는지, 또 어떻게 먹어야 하는지 오늘날처럼 많이 거론된 때도 없을 것이다. 올바른 '영양'이란 무엇인지 그에 관한 충고가 넘쳐난다. 그러나 풍부한 영양 지식에도 단점은 있다. 계속해서 영양 문제를 생각하다 보면, 정상적인 감정을 무시하고 자연스럽게 먹지 못하게 되어 섭식 장애(거식증이나 폭식증 등)로 이어질 수 있다.[2]

현대의 영양 상황에서 심리학자들이 인식하는 이런 문제점들을 해결하려면 음식을 먹을 때 우리에게 어떤 감정 작용이 일어나는지 살펴보는 전략이 필요하다. 먹는 행동에서는 감정이 호르몬과 신경 전달 물질만큼이나 중요하기 때문이다. 따라서 이 책에서는 음식과 감정 사이의 관계를 규명하면서, 먹는 행동이 얼마나 감정의 영향을 받고, 또 반대로 감정은 얼마나 식습관에 영향을 받는지 다룬다. 먹는 행동이 불안, 분노, 슬픔의 영향을 받아 어떻게 변하는지도 살펴본다. 여기서 중요한 것은 감정이 정상적으로 먹지 못하게 방해할 수 있다는 것이다. 감정을 다스릴 때에야 우리는 먹는 행동을 정상화할 수 있다. 그리고 정상적으로 먹을 때에야 음식을 자유롭게 즐길 수 있다.

누구나 배고픔을 느껴 본 적이 있을 것이다. 이 배고픈 느낌이 이 이야기의 시작이 될 것이다. 배고픔을 느낀다는 것은 음식을 먹는 행동의 시작이며 핵심이기 때문이다.

우리는 왜
배가 고플까?

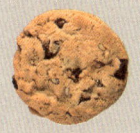

육체적으로 필요한 양과 욕구가 서로 균형이 맞지 않을 때
이를 당장 알려 주는 어떤 신호가 없었다면
복잡한 기계 장치인 신체는 즉시 멈춰 서고 말았을 것이다.

장 앙텔므 브리야 사바랭(프랑스 법관이자 미식 평론가)

신체에 영양소가 부족하면 배고픔을 느낀다.
배가 꼬르륵거리고 손발이 차가워지고 피곤하고 예민해지면서
음식에 대한 강한 욕구를 느낀다.
그런데 우리 몸에 영양소가 필요하다는 걸 몸은 어떻게 알까?
정확한 이유는 오랫동안 밝혀지지 않았다.
20세기에 와서야 이 질문이 학계에서 깊이 있게 다루어지게 되었다.

    제2차 세계 대전이 끝날 무렵, 미국 미네소타 대학의 생리학자 안셀 키스는 정부의 위임을 받아 배고픔의 신체적, 심리적 영향을 연구했다. 그는 6개월간 한 남성 그룹에 일반 식사량의 절반만 제공하고 결과를 관찰했다.
    연구 결과 참가자들에게서 극적인 반응이 나타났다. 참가자들은 피곤함과 우울감을 느끼고 감각이 무디어졌으며 근육통, 현기증, 오한, 탈모를 호소했다. 소음에 예민하게 반응하면서 집중력도 떨어졌다. 지방 조직이 녹고 근육이 감소하는 동안, 그들의 머릿속에는 음식 생각만 맴돌았다.

"뼈, 근육, 위, 그리고 이성이 하나가 되어 '음식'만을 찾는 것 같았다."

한 실험 참가자가 일기장에 남긴 글이다. 또 다른 참가자는 요리책을 수집하거나, 기분 전환을 할 겸 영화관에 가서 먹는 장면이 나오기만을 기다렸다. 참가자들은 빈약한 식사에 물을 타서 양을 더 늘리거나, 뭔가 먹고 있다는 착각이 들도록 계속 껌을 씹기도 했다. 또 성생활에도 관심을 잃었다. 대화는 오직 음식이라는 한 가지 주제에만 머물렀다. 이들은 실험이 끝나면 먹을 음식만 떠올리며 시간을 보냈다.[1]

굶주림은 사람을 산과 계곡을 헤매고 다니게 하거나 죽음에 이르게 했다. 수천 년 동안 거의 모든 세대가 기근의 위협에 시달렸다. 20세기에도 러시아에서만 천오백만 명 이상이 굶주림으로 사망했다. 독일의 마지막 기근은 불과 75년 전에 있었으며 종전 이후 몇 년 동안에는 독일 국민에게 식량이 배급되기도 했다. 예를 들어 함부르크 주민에게 매일 770kcal의 식량이 공급되었는데, 이는 미네소타 대학의 실험에서 제공한 칼로리의 절반에도 미치지 못했다. 기근이 심했던 1946년과 1947년 겨울에는 수십만 명이 사망했고, 살아남은 사람들도 당시의 경험을 오랫동안 기억했다. 당시 열두 살이었던 생존자는 이렇게 묘사했다.

"굶주림과 추위에 고통을 느낄 수 있음을 경험했다. 이는 정신적, 육체적 고통이었다. 잠깐 한순간이 아니라 계속 배고픔에 시달렸고, 머리끝에서 발끝까지 추위에 몸이 얼어붙었다. 사느냐 죽느냐의 순간까지 다다른 느낌을 받았다."²

기근은 오늘날에도 있다. 전 세계적으로 8억 명 이상이 굶주리고 있으며, 풍요로운 복지 사회에서조차 일부 국민은 식량 부족에 시달리고 있다.³

굶주림은 인류가 진화하는 전반에 걸쳐 결정적인 힘을 발휘해 왔다. 우리 몸은 끊임없이 위협하는 결핍에 대비하느라 에너지 공급이 감소하는 상황에 아주 빠르게 반응한다. 음식을 먹지 않고 몇 시간만 지나도 맥박, 혈압, 체온과 기초 대사가 낮아진다. 에너지를 아끼기 위해 대부분의 기관계 활동이 줄어든다. 인간의 신체는 오랫동안 결핍을 견딜 수 있다. 그러나 정신은 결핍이 생기는 걸 원치 않는다.

배고픔에 숨겨진 사실

심한 배고픔 외에 약한 배고픔이 있다. 우리가 매일 경험하는 약한 배고픔은 영양소가 결핍되기 한참 전에 나타난다. 미네소타 대학에서 실험이 있은 지 40년이 지나, 영국 심리학자 제인 워들이 여성 그룹을 대상으로 소규모 실험을 진행했다. 이 실험에서는 참가자들에게 칼로리에 차이를 둔 아침 식사를 제공했다. 아침에 저칼로리 식사를 한 참가자일수록 점심때 더 배고픔을 느꼈다. 이 결과는 우리의 일상 경험과 일치한다. "아침 식사가 부실하면 점심때 더 배고픔을 느낀다."[4]

실험을 통해 두 가지 주목할 만한 특성이 나타났다. 정상 체중을 가진 사람의 신체에는 몇 주간 음식물이 없어도 생존할 수 있는 충분한 에너지가 저장되어 있다. 실험 참가자들은 이 에너지의 4000분의 1 정도가 변동한 상태에서 이미 배고픔을 호소했다. 이는 참가자들이 믿을 수 없을 정도로 빨리 배고픔을 느꼈다는 의미다. 자동차가 이 정도로 민감하다면 주유를 가득하고 나서 몇 킬로미터 주행하지도 않아 벌써 다시 주유소에 가라고 재촉하는 꼴이다. 배고픔을 느끼는 감정은 극도로 민감한 조기 경보 체계이며 놀라운 특성이 하나 더 있다.

참가자들은 아침 식사에 칼로리가 얼마나 함유되어 있는지 몰랐다. 두 식사 모두 외관, 양, 맛이 같았기 때문이다. 추가 칼로리는 오렌지 주스에 아무 맛이 나지 않는 탄수화물 혼합물을 첨가해 숨겼다. 그렇게 했음에도 배고픔, 즉 공복감은 그 차이를 구별해냈다. 공복감은 신체 깊숙이, 의식에서 멀리 떨어진 곳에 자리하고 있다는 게 밝혀진 것이다. 신체 어딘가에 배고픔을 느끼게 하는 신호가 있는 게 분명하다. 몇 세대에 걸쳐 학자들은 이 신호를 찾는 일에 몰두하고 있다.

배고픔과 위는 어떤 관련이 있을까?

월터 브래드포드 캐넌은 20세기의 대표적인 미국 생리학자다.

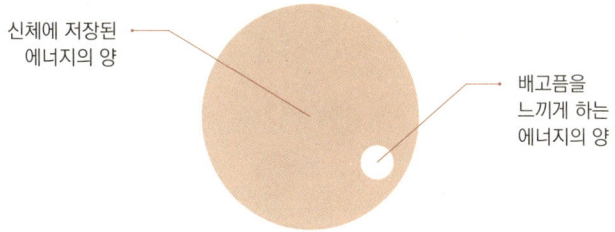

그의 업적을 몇 가지 들자면, 엑스레이의 도움을 받아 위장의 운동을 설명했고, 신경 자극의 화학적 전달을 연구했으며, 전쟁 부상자의 상처 치료를 개선하였다. 또 스트레스 상황에서 생기는 신체적 흥분 유형을 발견했고, 인체의 균형에 대한 항상성이라는 개념을 만들었다.

캐넌은 공복감을 일으키는 신체 과정도 연구했다. 배고픔에 집중한 결과, 공복감이 갑자기 나타났다가 다시 사라지고, 얼마 지나면 또다시 나타난다는 걸 알아냈다. 캐넌은 약 10분 동안 여섯 차례의 공복 단계를 기록했다. 한 단계의 지속 기간은 15초에서 75초 사이였다.

공복감이 오가는 걸 초 단위로 인지한 것은 캐넌이 정밀하기 때문인지도 모른다. 아니면 생리학자로서 다른 사람보다 신체 반응에 더 주목했기 때문일 수도 있다. 그는 배에 청진기를 대고 귀를 기울이면, 공복감이 느껴질 때 위에서 꼬르륵 소리가 난다는 것도 알아냈다. 그래서 공복감이 위의 수축을 통해 생겨난다는 결론에

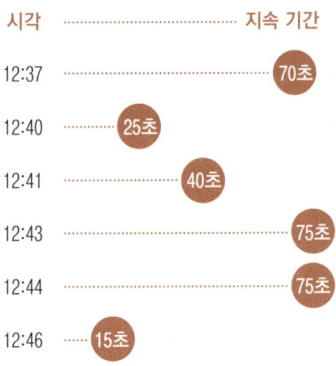

이르렀다.

　이는 물론 새로운 생각은 아니다. 이미 고대 유명한 의사인 갈레노스는 텅 빈 위의 움직임에서 배고픔의 원인을 추정했다. 후에 생리학자 알브레히트 폰 할러는 위벽이 서로 마찰할 때 항상 공복감이 나타난다고 보았다. 이와 반대로 찰스 다윈의 할아버지인 이래즈머스 다윈은 공복 신호가 텅 빈 위의 비활동성에서 인식된다고 주장했다. 차이는 있지만 모두 공복의 원인을 위에 있다고 추정했다. 그러나 실제로 사람을 대상으로 실험해서 자신의 이론을 검증한 학자는 캐넌이 처음이었다.

　캐넌은 한 학생에게 풍선을 삼키게 한 다음, 풍선에 바람을 불어 넣었다. 그러고는 풍선의 압력 감지 측정기를 통해 학생의 위 운동을 측정했다. 학생에게 배고픔을 느끼면 버튼을 누르도록 하자, 학생은 실제로 위가 움직인 직후에 버튼을 눌렀다. 이로써 캐넌은 자신의 이론이 입증되었다고 보았다.[5]

얼마 후에 시카고 대학의 젊은 학자 프레더릭 휠젤이 자신에게 직접 실험해 보았다. 그는 풍선이 부풀어 오르기만 해도 위가 움직인다는 걸 알아냈다. 게다가 위의 움직임이 전혀 느껴지지 않은 경우에도 한 번씩 배고픔이 느껴졌다. 휠젤은 캐넌의 이론에 의문을 제기했고, 동료 연구원들에게 실험 결과를 보고했지만, 주목받지 못했다. 오히려 캐넌은 이런 관찰 내용을 발표하도록 허가한 휠젤의 상사에게 항의할 정도였다.[6]

휠젤의 연구에 아무도 주목하지 않은 점은 캐넌으로서는 다행이었다. 당시 위 운동 이론은 부인할 수 없는 사실로 받아들여지면서 교재에도 실렸다.

그리고 나서 50년이 지나서야 개선된 방법으로 풍선 실험이 재개되었다. 이번에는 위 운동에 영향을 주지 않는 작은 측정 기구를 이용했고, 측정 시간과 실험 대상자 수도 크게 늘렸다. 결과는 분명했다. 공복감은 위 운동과 관계없이 나타났다.[7]

캐넌이 위 운동에만 주의를 기울이다가 처음부터 착각을 일으켰을 수도 있다. 공복 상태에서 신체 감각은 더 다양하다. 변화는 위뿐만 아니라 다른 신체 부위, 곧 머리와 가슴, 팔과 다리에서도 나타난다. 게다가 이 신체 감각은 개인마다 아주 다양하다. 위에서 꼬르륵 소리가 나거나, 가슴이 팽팽해지는 느낌을 받거나, 두통을 호소하는 사람도 있다. 손이 차가워지는 사람도 있다.[8] 그 말은 공복감이 위에서만 발생하지 않는다는 의미다.

그럼 공복감은 도대체 어디에서 생기는 걸까? 어떤 신체 과정이 공복감을 일으킬까? 몇몇 연구가들은 혈액 속에 함유된 포도당 함량이 공복감을 불러일으키는 것으로 보았다. 이 이론은 명쾌했고, 곧 영향력을 얻었다. 실험용 쥐의 혈당치를 낮추니 쥐들은 당장 먹기 시작했다. 단지 혈당이 정상이거나, 심지어 당뇨병 환자처럼 혈당 수치가 아주 높은 경우에도 공복감이 나타나는 게 문제였다. 그래서 공복 신호를 혈액의 지방산이나 아미노산 농도와 연관 짓거나 위, 창자, 지방 조직에서 분비되는 호르몬, 심지어 체온과 관련 있다고 추정하기도 했다.[9]

연구는 힘들고 갈 길은 멀다. 학자들은 신체를 샅샅이 파고들며 수많은 실험을 시도한다. 그러나 측정 가능한 특정 수치에 이르면 항상 배고픔이 나타난다는 공복 신호의 기준은 여전히 논란이 되고 있다.

눈먼 사람들이 코끼리를 알아내기까지

1970년대에 영국 서섹스 대학의 젊은 심리학자 데이비드 A. 부스도 공복의 생리학을 연구했다. 초기 실험에서 그는 실험용 쥐의 혈액에 포도당 용액을 주입한 뒤, 이후 몇 시간 동안 얼마나 먹이를 섭취하는지 관찰했다. 쥐들은 포도당 유입에 맞춰 음식물 섭취를 조절했다. 혈액에 포도당이 더 많이 유입될수록 먹이를 더 적게 섭취한 것이다.

이 결과를 통해 혈액 내 포도당 수치가 공복감을 유발한다는 이론이 입증되었다. 그러나 부스는 여기서 만족하지 않았다. 여러 영양소, 다양한 지방과 단백질을 가지고 실험을 반복했다. 결과는 늘 같았다. 쥐들은 그 전에 획득한 에너지양에 맞춰 음식 섭취를 조절했다.

수많은 실험을 관찰한 뒤, 부스는 공복 신호의 개념을 깊이 의심하게 되었다. 음식을 먹는 행동에는 특정한 '한 가지'가 아닌 '여러' 요인이 영향을 주었기 때문이다.[10] 부스는 공복 신호의 또 다른 요인을 찾는 대신, 몇 년 전에 옥스퍼드 대학의 핸스 크레브스에게 들었던 생화학 강의를 떠올렸다. 핸스 애돌프 크레브스는 1953년에 시트르산 회로를 발견한 공로로 노벨상을 받았다. 이 회로에서는 체내 에너지 흐름이 복잡한 생화학적 반응 과정에 따라 이루어지며, 이 흐름은 산소 공급과 마찬가지로 중단되면 안 된다. 부스는 시트르산 회로의 주요 특징에 주목했다. 신체에 유용한 에너지는 화학 물질에 싸여 신체 여러 부위에서 다양한 목적으로 이용된다. 공용 화폐처럼 다양하게 사용될 수 있는 이 에너지원은 ATP(adenosine triphosphate, 아데노신 삼인산)이었다. 공복 생리학의 원리도 이와 유사하게 작용하지 않을까?

부스는 수많은 신체 신호로 구성된 공복 모델을 개발했다. 이 공복 모델에 따르면 수많은 신체 신호들이 모두 하나로 모여 세포에 에너지가 흐르도록 한다.[11] 부스의 모델은 어떤 과정이 에너지 흐름을 돕는지, 또 음식 섭취 의향을 어떻게 자극하거나 억제하는지 정확하게 보여 주었다. 순간의 에너지 소비량이든, 위와 장에 존재하는 에너지양이든 결국은 각각 에너지 흐름으로 유입된다.

그전에는 학자들이 사고의 오류에 빠져 있었다. 사고의 오류를 잘 보여 주는 예시가 코끼리와 눈먼 사람들 이야기다. 눈먼 사람들은 앞에 있는 동물의 정체를 알아내려 했지만 모두의 결론은 달랐다. 코, 엄니, 뒷다리, 꼬리 등 각자 만져 본 신체 부위가 달랐기 때문이다. 이와 마찬가지로 학자들은 공복 생리학의 세부 사항에 매몰되어 있었다. 존재하지도 않는 과정을 찾아 신진대사와 내분비계의 밀림 속에서 헤맸다. 그렇지만 에너지 흐름 모델 덕분에 비로소 음식 섭취를 조절하는 복잡한 체계를 인식하게 되었다.[12]

이 모델은 상당히 효과적이어서 컴퓨터 시뮬레이션의 도움을 받아 실험용 쥐의 먹이 행동을 안정적으로 예측할 수 있었다. 공복 이론 중에서는 처음 거둔 성과였다.

오케스트라처럼 울려 퍼지는 여러 신호

배고픔을 느낄 때 신체 감각에 주의를 기울여 보자. 캐넌처럼 위에서 꼬르륵 소리를 듣거나, 위가 텅 비었다고 느끼거나, 손이 차가워지거나, 근육이 긴장되거나 두통을 느낄지도 모른다. 피곤하고, 예민하고, 조급해질 수도 있다. 음식을 먹는 동안 벌어지는 일에도 주목해 보자. 음식을 눈으로 보고 냄새 맡고, 음식이 따뜻한지 차가운지, 건조한지 촉촉한지, 딱딱한지 부드러운지 느낀다. 짠맛, 신맛, 매운맛, 단맛을 느낀다.

음식물이 많이 들어올수록 몸은 더 흥분한다. 심장 박동이 빨라지고, 혈압과 체온은 올라가며, 위액이 분비되고, 위벽과 창자벽의 신경 세포가 자극을 받는다. 이 과정에서 인슐린과 글루카곤 같은 호르몬이 작용한다. 당 분자, 아미노산, 지방산이 혈액으로 흡수되고 장기로 운반되어 연소된다. 사용하고 남은 에너지는 간, 근육 조직, 지방 조직 등에 저장된다. 그러고 나면 지방 조직에서 식욕을 억제하는 호르몬이 분비되어 순환계에 이른다. 음식이 더 이상 들어오지 않으면 몸은 이 저장고에서 생명에 필요한 연료를 꺼내서 쓴다. 이 연료는 복잡한 신진대사의 과정을 거쳐 분해된다.[13]

이런 다양성을 고려할 때 공복감을 불러일으키는 요인을 단 하나로 단정 지을 수는 없다. 오늘날에는 음식을 먹는 행동에 복합적인 신진대사 활동이 필요하다는 사실을 당연하게 여긴다. 여러 신호가 간, 위장, 췌장, 지방 조직, 내분비계에서 울려 퍼진다. 뇌는 그 소리를 듣고 다양한 과정을 거쳐 그것이 공복 신호인지 아닌지를 결정한다.

과하거나
부족함 없이

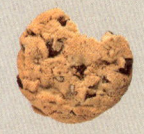

파리에서는 충분히 먹어 두지 않으면 늘 배고프다.
빵집마다 맛있는 빵들이 가득하고
야외 테이블에서 식사하는 사람들이 많아서
어딜 가도 음식의 유혹을 피할 수 없기 때문이다.

어니스트 헤밍웨이, 《파리는 날마다 축제》

뇌는 소화 기관과 혈액 순환계의 다양한 신호들을 어떻게 처리할까?
무엇을 언제 얼마나 먹을지 어떻게 결정할까?
우리는 언제 배고픔을 느낄까?
뇌는 이런 결정을 내릴 때 신체에서 보내는 신호에만 주목하지 않는다.

1962년 11월, 미국 뉴욕에서 스무 살 여성이 두통, 과도한 요의, 심한 갈증을 호소하며 병원에 입원했다. 의료진은 환자의 장기를 검사하고, 엑스레이로 뇌 기능도 확인했다. 그러나 고통의 원인을 찾지 못했다.

2년 후에 상태가 악화한 환자가 다시 병원을 찾았다. 그 환자는 그새 심한 과체중이 되었다. 여성은 매일 필요 열량의 세 배가 넘는 10,000kcal까지 섭취했다. 음식을 충분히 먹지 못하면 행동이 제어가 안 될 정도였다. 이런 상황에서 이번에는 의료진이 고통의 원인을 찾아냈다. 엑스레이로 간뇌에 있는 종양을 확인한 것이다. 종양은 아주 작았지만, 여성의 식습관을 완전히 무너뜨렸다. 어떻게 이런 일이 가능했을까?

종양으로 아몬드 크기의 시상 하부 일부가 훼손되었다. 시상 하부는 뇌의 다른 영역들과 연결된 위치에 있다. 시상 하부 아랫부분은 호르몬과 기타 전달 물질이 떠다니는 림프액에 잠겨 있다. 신체 주변부의 신호를 듣기에 이상적인 위치다.

식욕을 조절해 주는 뇌

당시 시카고 대학 신경학자들의 발견은 획기적이었다. 중간 시상 하부의 작은 핵(복내측핵, VMH)이 훼손된 실험용 쥐들은 쉴 새 없이 먹었고, 체중이 두 배로 늘어났다. 이 실험은 신경과 전문의를 위한 고전적인 실습 교본이 되었다.[1]

예일 대학의 한 학생이 실험 도중 측정 장비가 바뀌는 바람에 실수로 시상 하부의 외측부를 훼손한 일이 있었다. 이 실수로 또 다른 흥미로운 발견이 이루어졌다. 쥐들은 이제 먹이에 손도 대지 않았고, 점점 말라 가다가 굶어 죽을 정도에 이르렀다.[2] 중간 시상 하부의 아랫부분(복내측핵)이 손상되면 동물들은 포만감을 느끼지 못하고 과식했다. 그러나 외측부가 손상되자 공복감을 느끼지 못해서 체중이 줄어들었다.

얼마 후, 이 발견은 새로 개발된 뇌 자극 방식을 통해 확대되었다. 시상 하부의 손상 부위를 약한 전류로 자극한 결과, 놀라운 사실이 발견되었다. 신경 활동을 자극하자, 비활성화 때와는 정반대의 효과가 나타났다. 신경 세포가 손상되면 음식을 섭취하려 하지 않았지만 전류로 세포를 자극하여 활성화하자 다시 음식을 섭취하려 했다.

여기서 연구진들은 시상 하부의 두 중추에서 식욕이 조절된다는 결론을 내렸다. 하나는 음식 섭취를 자극하는 공복 중추, 또 하나는 이를 억제하는 포만 중추다.[3]

이 이론은 그럴듯했지만 금세 반박되었다. 감정과 관련된 편도체 등 다른 뇌 구조가 비활성화되거나 자극되었을 때도 음식을 덜 먹거나 많이 먹었기 때문이다. 연구진들은 혼란을 느끼기 시작했다. 동물들은 어느 부위가 손상되었느냐에 따라 더 많이 먹거나 더 적게 먹었다.

한 신경 세포에서 다른 세포로 자극을 전달하는 신경 전달 물질이 점점 많이 발견되면서 혼란은 더 커졌다. 노르아드레날린의 영향을 받으면 먹이를 먹기 시작했고, 세로토닌의 영향을 받으면 음식을 덜 먹었다. 현재까지 음식 섭취에 영향을 주는 신경 전달 물질은 30개 이상 발견되었다.[4]

실험이 진행될수록, 또한 뇌에서 일어나는 과정이 정확히 밝혀질수록, 현상은 점점 복잡해졌다. 음식 섭취가 좁게 정의된 공복 중추와 포만 중추에 의해 조절된다는 이론은 공복 신호가 하나밖에 없다는 주장만큼이나 오해의 소지가 있었다.

시상 하부처럼 뇌의 작은 부분이 섭식을 모두 조절할 수 없을지도 모른다는 의견이 점점 팽배해졌다. 어떻게 시상 하부 혼자서 신체가 보내는 그 많은 신호를 읽고 유기체의 다양한 욕구를 해결할 수 있단 말인가?

이런 힘든 작업은 여러 뇌 구조의 협력을 통해서만 가능하다. 그렇다면 어떤 구조가 이와 관련될까?

우리의 식욕에 관여하는 뇌는?

뇌는 3층짜리 집과 비슷하게 구성되어 있다. 가장 밑에 있는 1층에는 발생학적으로 가장 오래된 구조인 후뇌로 교뇌와 소뇌가 자리한다. 여기서는 소화, 호흡, 심장 박동, 간단한 동작 등 기본적인 생명 작용을 담당한다. 2층의 간뇌에는 시상과 시상 하부가 있다. 이곳에서 감각 기관의 자극 및 운동 정보를 처리하여 대뇌로 전달하고, 내분비계와 자율 신경계의 기능을 조절한다. 3층은 전뇌, 좌우 두 개의 대뇌반구와 대뇌피질, 변연계가 자리한다. 여기서는 인지, 사고와 기억, 감정, 복잡한 동작을 통제한다. 뇌에서 섭식 조절을 담당하는 부분은 층마다 지부가 있으며, 두 가지 수준으로 이루어진다.[5]

간뇌에 있는 시상 하부에서 고전적인 연구가 시작되었다. 오늘날 시상 하부는 섭식을 조절하는 주요 기관으로 여겨진다. 또한, 시상 하부의 기능에 관한 지식도 크게 확대되었다. 그동안에 이 작은 구조 안에서만 40개의 핵과 수많은 신경 화학적 기능 체계를 찾아냈다.

시상 하부 아랫부분에 있는 궁상핵은 특히 중요하다. 이곳의 신경 세포들은 신체 주변부에서 오는 신호들을 읽는다. 뇌는 이 세포들을 통해 위와 장에 어떤 영양소가 있으며, 체내에는 얼마나 많은

인간의 뇌 구조

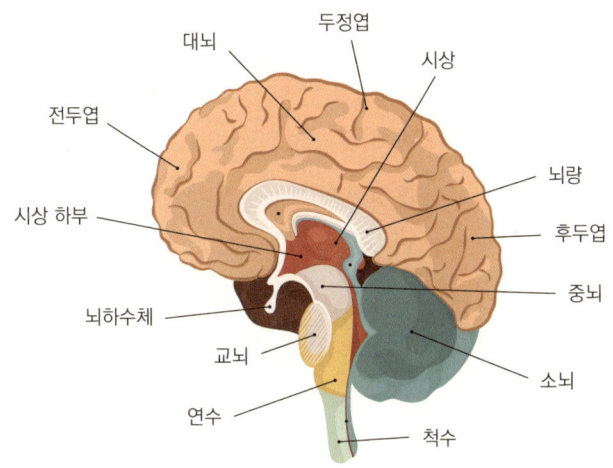

에너지가 저장되어 있는지 알아낸다. 이 정보들은 다양한 연결을 통해 뇌간 등 뇌의 다른 영역으로 전달되고, 자동차의 가속 페달과 브레이크처럼 식욕을 자극하거나 억제하는 명령으로 전환된다. 예를 들어, 혈액 내 인슐린과 렙틴 호르몬의 농도가 낮으면 식욕이 높아진다. 반대로 두 호르몬의 농도가 높으면 식욕이 억제된다.

뇌의 아래쪽에 위치한 시상 하부와 뇌간에서는 에너지 섭취와 소비 사이의 균형을 담당한다. 그러나 어떤 상황에서 음식을 얼마나 먹을지 최종으로 결정하는 것은 더 위에 있는 뇌 구조에서 이루어진다.

대뇌피질의 감각 영역에서는 음식의 모양, 냄새, 맛 외에 주변 특징을 처리한다. 음식을 먹는 데 중요한 기억 내용도 이곳에 저장된다. 예를 들면 어디에 음식이 있으며, 얼마나 몸에 좋은지 등을 저장하는 것이다.

또 뇌 구조 사이를 옷단처럼 감싸고 있는 변연계가 있다. 변연계는 음식을 먹을 때 유쾌한 감정이나 불쾌한 감정 등의 상태를 조절한다. 여기서는 해당 음식의 맛과 관련한 이전 경험과 환경 영향이 작용한다. 인지와 느낌, 사고와 기억 등 심리 과정도 관련한다.

신경학에서 섭식 조절과 관련된 부분을 연구해 보면 모든 구조의 협력이 주요 과제다. 우리는 신체의 어떤 신호가 어디에서 읽히는지 안다. 주변과 기억에서 오는 음식 정보가 어디에서 처리되는지도 안다. 그러면 이러한 것들은 서로 어떻게 연결되는 것일까? 뇌는 생각과 감정에 관한 신체 신호를 어떻게 측정할까? 신체적, 심리적 영향은 언제 균형을 잃을까? 이때 우리가 할 수 있는 일은 무엇일까?

너무 많이 먹거나 너무 안 먹거나

19세기에 프랑스 생리학자 클로드 베르나르는 '내부 환경'의 중요성을 인식했다. 장기를 둘러싸고 있는 내부 환경은 혈액, 림프, 기타 체액으로 구성되어 있다. 이 내부 환경을 비슷한 상태로 만들어 항상 일정하게 유지한다는 것이 '항상성' 개념이다. 신체는 원하는 상태를 벗어나면 가능한 한 빨리 회복하려 한다. 고열이 나거나 저체온이 되면 우리 몸은 땀을 흘리거나 오한을 느낀다. 신체를 많이 써서 산소 요구량이 많아지면 호흡이 빨라지고 탈수를 방지하려고 목이 마르게 된다.

항상성 원리는 생명의 기본 원칙으로, 음식을 먹을 때도 중요하게 작용한다. 뇌에는 에너지 섭취와 소비 사이의 균형에 관여하는 부분이 있다. 영양소가 부족한 징후가 보이면 바로 음식을 먹게 한다. 미네소타 대학에서 시행한 실험에서 이런 사실이 잘 나타난다. 극심한 배고픔을 느낀 남성 참가자들은 적극적으로 영양소 부족을 해결하려고 힘썼다. 신체에 영양소가 많이 필요할수록 음식에 대한 욕구도 더 커졌다. 자연 법칙처럼 들리지만, 정신이 항상 법칙을 따르는 건 아니다.

스무 살인 여대생 크리스티네가 처음 병원에 왔을 때 그녀는 완전히 마른 몸이었다. 뺨은 푹 꺼졌고, 눈 밑에는 눈 그늘이 져 있었다. 몸은 헐렁한 옷으로 감추었다. 이렇게 된 건 몇 년 전, 고등학생 시절에 광고 에이전시에서 아르바이트할 때부터였다. 예쁘고 날씬하고 멋지게 차려입은 모델들이 부러웠던 것이다.

그래서 크리스티네는 먹는 것을 조절하기 시작했다. 굶는 건 효과가 좋았다. 살이 빠지면서 스스로에게 더 매력을 느꼈다. 처음에는 몇 시간 굶다가 나중에는 며칠씩 금식했다. 그러다가 서서히 몸이 병들어 갔다. 크리스티네는 문제가 생길 수도 있다는 인식 없이 점점 식사를 소홀히 했다.

고등학교를 졸업할 당시 그녀는 이미 저체중이었다. 크리스티네는 의학을 전공하려고 대도시로 이사했다. 대도시의 생활은 집

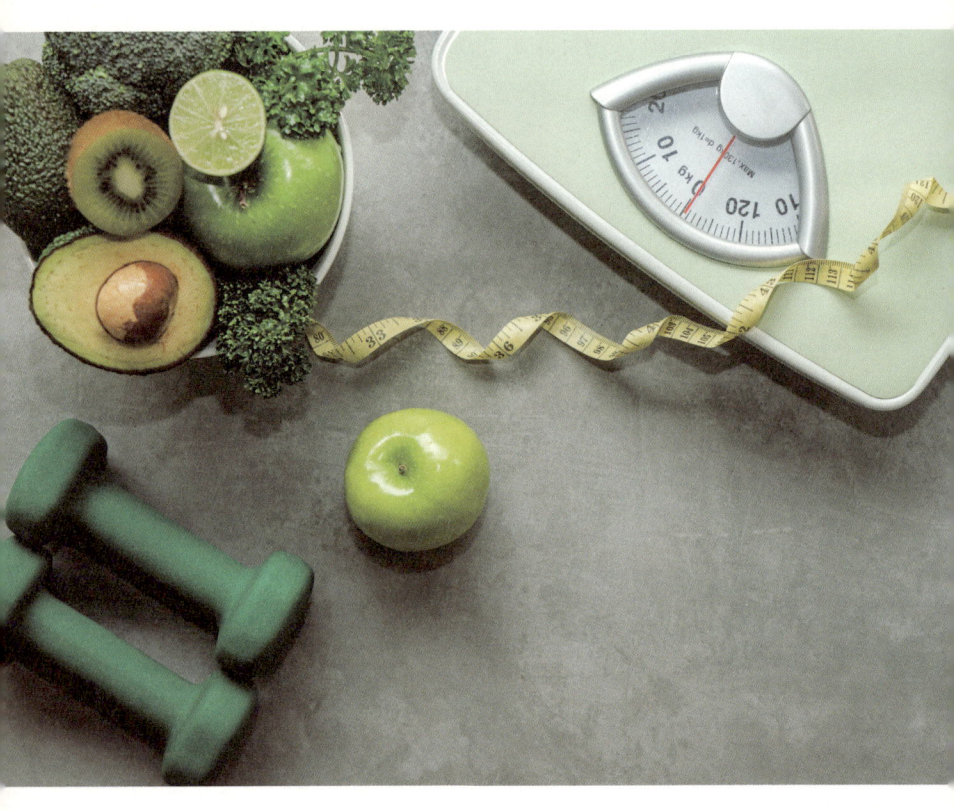

에서 지낼 때보다 느슨했고, 규칙적으로 식사를 하기도 힘들었다. 저녁 식사 때 지켜보는 눈길도 없었고, 충분히 먹었는지 걱정해 주는 사람도 없었다. 크리스티네는 공허함을 느끼면서 금식을 늘려 갔다.

그녀는 강의실에 들어설 때마다 사람들의 시선을 받았다. 거울을 들여다보고, 가느다란 팔다리를 만져 보면서 야윈 몸매가 날씬함과는 거리가 멀다는 생각이 들기 시작했다. 그렇다고 금식을 멈출 수도 없었다. 친구가 심리 치료를 권하자, 크리스티네는 치료를 받기로 했다. 병을 이기겠다는 강한 의지를 가지고 엄격한 병원 식단도 지켰다. 5개월이 지나자 다시 정상 체중을 찾을 수 있었다. 그녀는 체중을 유지하기 위해 노력했다. 그러나 다시 식단을 지키지 않고 기분대로 식사하게 되면서 살이 빠졌다. 수년간 자주 굶다 보니 배고픔에 둔감해지고, 배고픔이 뭔지 잊어버린 듯했다.

배고픔은 별로 심각하지 않은 조건에서는 이유 없이 사라질 수도 있다. 단식 프로그램 참가자들은 단식 첫날에는 배고픔을 느끼지만, 그다음부터는 공복감이 줄어든다.[6] 며칠 지나면서 체중이 줄고 에너지 저장고도 바닥을 드러내지만, 공복감은 그대로이거나 심지어 사라질 수도 있다. 이들은 굶고 있지만 배고픔을 느끼지 않는다.

몸에 음식이 긴급하게 필요한데도 왜 이들에게는 식욕이 없을까? 1960년대에 실시한 심리 실험에서 그 이유가 밝혀졌다.

미국 사회심리학자 잭 브렘은 '음식 결핍이 수행 능력에 미치는 영향'을 조사한다는 명목으로 학생들에게 실험했다. 참가자들은 아침과 점심을 거른 상태에서 오후에 실험실에 와서 몇 가지 사고가 필요한 과제와 근육 운동을 하는 과제를 수행했다.

그러나 진짜 실험은 조사가 끝난 후에야 시작되었다. 잭 브렘은 참가자들에게 또 다른 검사를 지시하면서, 그때까지 다시 아무것도 먹지 못하게 했다. 참가자 중 절반은 돈으로 보상을 받았고, 나머지 절반은 아무것도 받지 못했다. 저녁에 다시 모인 학생들이 얼마나 공복을 느끼는지 평가해 보니 그 결과는 놀라웠다. 보상을 받지 못한 학생들은 보상을 받은 학생들보다 배고픔을 덜 느꼈다. 브렘은 이 결과를 인지 부조화 현상으로 설명했다. 인지 부조화는 신념과 일치하지 않는 일을 할 때 생긴다. 금식에 따른 보상을 받지 못한 학생들은 인지 부조화를 경험했다. 합당한 이유 없이 연구자의 요구에 따랐던 학생들은 공복감을 덜 느낌으로써 불쾌한 검사 절차에 동의한 자신을 합리화했다. 인지 부조화가 강할수록 배고픔을 덜 느꼈다.[7]

마찬가지로 단식 코스 참가자들도 신체에서 보내는 공복 신호보다는 생각에 더 많이 지배당한다. 이들에게 배고픔은 그다지 위협적이거나 불쾌한 경험이 아니다. 건강과 편안함을 얻기 위한 단식이기 때문이다. 식욕 부진증 환자들도 배고픔을 잘 견딜 수 있다. 날씬함과 통제하고자 하는 욕구가 배고픔과 잘 맞아떨어지기 때문이다. 음식을 제한해야 한다는 내면화된 목표는 배고픔을 더 잘 견디거나 무시하게 만든다.

배고픈 감정은 조절할 수 있다. 몸에 영양분이 필요한데도 배고픔이 사라질 수 있고, 충분한 영양이 공급될 때도 배고픔이 커질 수 있다. 우리는 평일에 비해 에너지를 덜 쓰는 주말에 더 많이 먹는다. 책상 위에 놓인 과자를 보면 그냥 먹게 된다. 주변 자극 때문에 더 먹을 때도 있다. 예를 들어 멋지게 차린 식탁, 촛불, 편안한 음악이 있을 때, 또는 TV를 보거나 사람들과 함께 어울릴 때 등이다.[8] 이런 상황은 에너지 대사와는 관련이 없다. 학자들은 이 수수께끼를 풀려고 오랫동안 노력해 왔다.

음식을 먹는 행동이 신체에 필요한 영양소에 따라 조절된다고 가정했을 때, 외부 자극이 식욕을 강하게 자극한다는 건 놀라운 결과다. 예일 대학에서는 다음과 같은 실험을 했다. 일부 학생들에게 칠면조 샌드위치, 치즈 샌드위치, 과일, 감자 칩, 초콜릿 비스킷을 배불리 먹게 했다. 그리고 짧은 휴식 시간에 주의력 검사를 받게 했다. 그런 다음 학생들에게 피자와 아이스크림을 제공했다. 학생들은 이미 배가 부른 상황이었음에도 다시 상당한 양의 음식을 먹기 시작했다. 평균적으로 휴식 전에 먹은 양의 3분의 1에 해당했다.

또 다른 연구에서는 점심 식사로 채소 수프, 국수, 아이스크림을 제공했다. 이번에도 원하는 만큼 실컷 먹게 했다. 반전은 일주일 후에 다시 점심 식사를 제공했을 때 일어났다. 이번에는 음식의 양을 일주일 전보다 150%까지 더 늘렸다. 참가자들은 제공된 음식이 많을수록 더 많이 먹었다. 지난주의 포만 한계치를 가뿐히 넘어

섰다.[9]

  이 실험을 통해 얻은 결론은, 맛있는 음식은 신체에 영양소가 필요하든 아니든 관계없이 식욕을 자극한다는 사실이다.

  식욕은 외부 자극에 크게 의존한다. 음식과 전혀 관계없는 주변 자극도 먹고자 하는 의지를 높인다. 러시아 생리학자 이반 파블로프는 개에게 먹이를 줄 때 항상 종을 울렸다. 몇 번 반복하자, 개는 종소리만 들어도 침을 흘렸다. 종소리는 음식에 대한 신호이자, 타액 반사의 조건화된 방아쇠가 되었다. 고전적인 조건화 이론으로 유명한 이 실험은 반사 작용뿐만 아니라 음식을 먹는 것과도 연관을 지을 수 있다.

  비슷한 실험을 한 미국 심리학자 리앤 버치는 유치원의 한 놀이방에는 일반적인 음식을 주고, 다른 놀이방에는 주지 않았다. 며칠 지난 뒤, 두 놀이방에 모두 과일과 과자를 줬다. 아이들의 영양 상태가 같았지만, '음식을 줬던 놀이방' 아이들이 더 많이 먹었다. 이전에 음식을 먹었던 환경이 음식을 더 많이 먹도록 한 것이다. 이를 통해 먹는 행동은 환경에 반응한다는 것을 알 수 있다. 환경에는 음식과 관련된 주변 자극, 음식 자체가 포함된다. 잔뜩 먹어 배가 부른 경우에도 주변 환경이 더 음식을 먹도록 유혹한다.[10]

  죄근에 모로코 요리법대로 닭고기를 삶았는데 생강, 꿀, 계피 향이 코를 찌르면서 군침이 돌았다. 냄비 안을 들여다보는 순간, 감각 반응이 더 강해져서 금방 배에서 꼬르륵 소리가 났다. 맛있는 음식의 외형과 냄새는 위장 운동을 일으키고 식욕을 돋우었다. 이

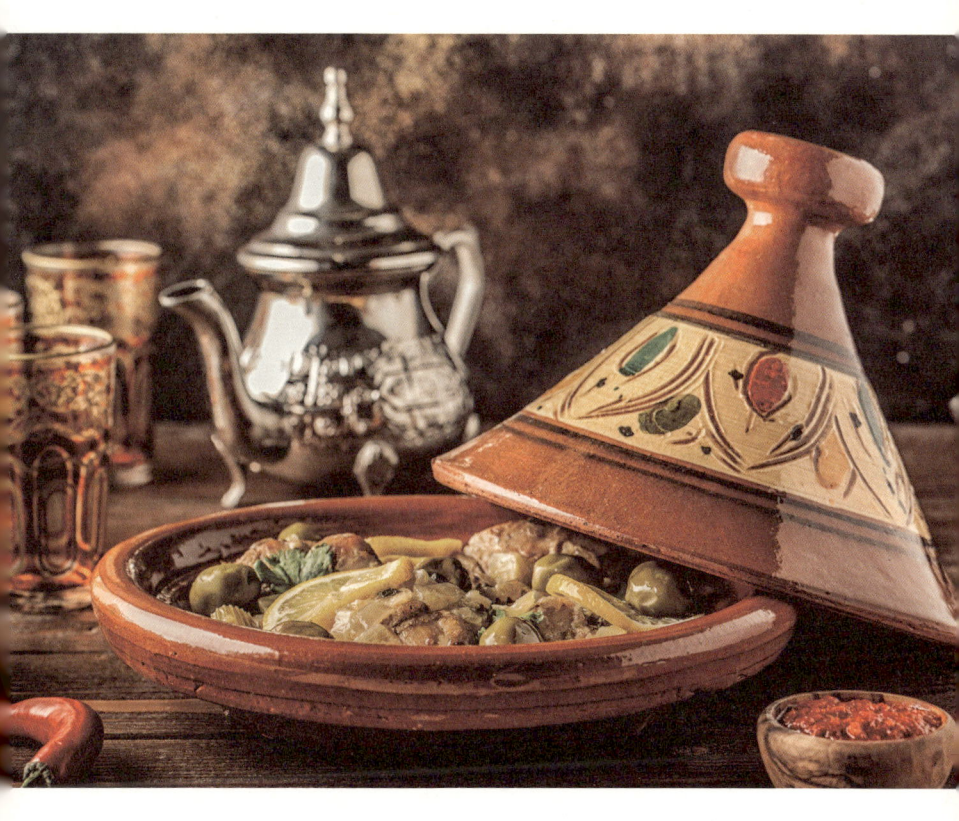

런 반응은 과체중과 싸우는 사람들에게는 종종 문제가 된다. 식욕을 돋우는 음식이 넘치면 계속 먹도록 자극받는다. 다른 조건이 추가되면, 먹는 것을 조절하기 힘들어질 수도 있다.

프로그래머인 스물아홉 살 청년 톰은 스트레스를 받으면 주체할 수 없는 식욕을 느꼈다. 상사에게 부당한 지적을 받으면, 화가 나고 수치심이 생기면서 엄청난 식욕을 느꼈다. 톰은 마음을 달래기 위해 퇴근길에 음식을 사 와서 좋아하는 음식부터 먹었다.

소시지를 넣은 빵 세 개

고르곤졸라, 모짜렐라, 고다 치즈

버터 바른 프레첼

그러고는 TV 앞에 누워 군것질을 즐겼다. 서너 시간을 그렇게 먹으니, 섭취하는 에너지양도 상당했다.

애플파이, 라즈베리 파이

초콜릿, 아이스크림 한 통

초콜릿 크루아상, 젤리 두 봉지

초코바 세 개, 프랄린 초콜릿 반 봉지

초콜릿 푸딩, 치즈 페이스트리

가끔은 따분할 때도 먹었다. 일하지 않을 때는 무기력해져서 하루 종일 TV 앞에서 보냈다. 과체중이 되어 건강이 안 좋아진 지 이미 오래되었다. 톰은 만성적인 허리 통증이 있었고, 통풍, 고혈압을 앓았다. 의사는 체중을 조절하기 위해 위 축소술을 제안했다. 톰은 수술하면 배고픔을 별로 느끼지 않으리라고 기대했다.

그러나 그의 문제는 위나 다른 신체 기관 때문이 아니었다. 외부 자극에 대한 반응이 문제였다. 톰은 정서적으로 스트레스를 받게 되면 식욕이 바로 반응했다. 그러면 외부 자극은 왜 먹는 행동에 큰 영향을 미칠까?

수천 년간 기근에 시달렸던 인류 조상들은 몸에서 보내는 영양소 결핍 신호에 빨리 반응해야 했다. 그리고 기회가 있을 때마다 영양이 있는 음식을 먹어 두어야 했다. 이때 외부 자극에 대한 반응이 도움이 되었다. 이 반응은 지금까지도 음식을 먹는 행동에 대한 근본적인 문제를 해결하는 데 도움을 준다. 신체는 끊임없이 에너지를 소비하지만, 음식을 끊임없이 먹을 수는 없기 때문이다.

신체의 에너지 흐름은 어떤 상황에서도 멈추면 안 되기에, 몸에 여분의 에너지를 저장하기 위해 항상 필요보다 더 많이 먹어야 한다. 이때 외부 자극이 식욕을 돋우면서, 미리 먹어 두도록 돕는다.[11]

때로는 외부 자극, 정신적 반응, 특히 감정들이 신체가 보내는 신호를 간단히 무시한다. 따라서 배고픈 감정의 변동, 또는 식사 시간과 양은 신체가 보내는 신호만으로는 예측할 수 없다. 음식 섭취를 조절하는 체계는 내부와 외부의 영향을 동등하게 받는다. 머리는 하나인데 얼굴이 둘이라고 보면 된다. 그중 내부를 향한 얼굴은 신체 신호를 처리하고, 혈액 순환계의 영양소 농도, 위장의 포만감 정도, 호르몬과 신경 전달 물질의 분비를 기록한다. 이는 특히 시상 하부와 뇌간에서 이루어진다.

 외부를 향한 얼굴은 눈앞에 음식이 있다고 알려 주는 신호를 기록한다. 이는 뇌의 위쪽 영역이 담당한다. 결국, 음식을 먹는 행동은 내부와 외부에서 받는 영향이 복잡하게 상호 작용을 해서 일어난다.

먹고 싶은 감정은
왜 생기는 걸까?

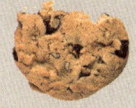

유아는 빠는 행위에서 쾌감을 느끼는 듯하다.
눈을 이리저리 움직이는 행위는 유아의 행복한 상태를 나타낸다.

찰스 다윈

어떤 감각이 몸 안의 문제를 해결해 줄 자극을 인지할 때
즐거움이 생긴다.

미셸 카바낙

먹는 행동과 감정의 관계는
음식이 감정적 반응을 일으킨다는 사실에서 잘 드러난다.
무엇을 먹는 행동은 편안함과 불쾌함, 쾌감과 혐오와 연결된다.
그럼 이런 감정들은 어떻게 생겨날까? 우리는 왜 이런 감정을 경험할까?

과일 맛 향기에 이끌린 파리가 식탁에 떨어진 딸기잼에 내려앉는다. 파리는 앞발 솜털에 잼을 묻힌다. 당 분자가 솜털에 있는 감각 세포를 자극하자, 파리는 얼른 주둥이를 내밀어 잼을 빨아 먹는다. 몸속에 영양소가 충분히 쌓이면, 감각 세포의 흥분이 줄어들면서 빨아 먹는 반사 작용도 더는 일어나지 않는다.

파리가 음식을 먹는 건 단순한 반사 작용으로 이루어지며, 우리가 생각하듯 어떤 기분이나 공복감과 포만감, 맛의 호불호는 반영되지 않는다. 기분과 감정은 진화를 거쳐 나중에야 지각을 지닌 동물의 반사 작용에 포함된 것으로 보인다. 지각을 지닌 동물은 많다.[1] 원숭이, 인간과 기타 영장류, 심지어 쥐도 맛있는 음식에 감정적으로 반응을 보인다.

인간의 경우, 이런 반응들이 아주 일찍 나타난다. 신생아는 혀에 닿은 설탕물 한 방울에 미소를 짓는다. 표정이 편안해지면서 입을 벌려 혀를 약간 내민다. 더 먹고 싶다는 의미다. 태어난 지 몇 시간 되지 않아 다른 음식은 경험해 보지 못한 신생아에게도 단맛은 처음부터 유쾌한 경험이다. 쓴맛이 나면 신생아의 표정이 어두워진다. 눈썹을 치켜뜨고, 코를 찡그리고, 입을 벌린 채 고개를 옆으로 돌리면서 손과 팔을 휘젓는다. 방금 경험한 맛을 떨쳐 내려고 애를 쓰는 모습이다.[2]

단맛, 쓴맛, 신맛, 짠맛이 느껴질 때 감정을 경험하는 이유는 무엇일까? 파리의 경우에서 보듯, 근본적으로 음식을 먹는 건 기분과 감정 없이도 가능한데 말이다.

가끔 고기가 먹고 싶은 이유

유칼립투스를 먹는 코알라, 죽순을 먹는 판다 등 '특식성' 동물은 한 가지 음식만 먹는다. 반면에 쥐, 돼지, 인간 같은 '잡식성' 동물은 기본적으로 모두 먹는다. 그중 가장 잡식을 많이 하는 동물은 인간이다. 인간은 호밀, 귀리, 옥수수, 감자, 과일과 채소, 닭, 오리, 메추라기, 물소, 순록, 라마, 돌고래, 염소, 물고기, 개구리, 게, 가재, 메뚜기, 풍뎅이, 매미, 귀뚜라미, 개미 등을 모두 먹는다. 인간이 먹는 버섯 종류만 해도 인도에 50종, 일본에 80종, 중국에는 700종이 있다.[3]

영양소가 함유된 것을 모두 먹는 인간은 참된 의미의 잡식 동물이다. 음식이 폭넓고 다양하기에 인간은 다채로운 생활을 할 수 있지만, 여기에도 문제가 따른다. 그 많은 음식 중에 영양소가 풍부한 음식을 선택해야 한다. 탄수화물, 단백질, 지방, 온갖 종류의 비타민, 미네랄, 미량 원소 등이 포함된 음식 말이다. 다양한 식단은 이런 문제 해결에 도움이 되고, 몸에 좋지 않은 해로운 음식에서 스스로를 지킬 수도 있다.

인간을 포함한 잡식 동물은 어떻게 음식을 선택할까? 만일 태어날 때부터 올바른 음식에 대한 확실한 감정, 곧 타고난 식욕이 있다면 문제는 훨씬 간단할 것이다. 그러면 우리 몸에 특정 영양소가 결핍되었을 때 해당 영양소가 함유된 음식이 저절로 당길 테니 말이다.

정말 이런 느낌이 들 때도 가끔 있다. 하루는 밤에 자다가 참을 수 없을 정도로 고기가 먹고 싶어서 잠을 깬 적이 있었다. 꿈에 스테이크와 감자튀김이 나왔다. 바싹 구운 고기를 눈과 코로 즐기고, 입에 침도 고였지만 먹지는 못했다. 다음 날, 나는 레스토랑에 가서 감자튀김을 곁들인 스테이크를 먹었다. 그 식사는 몸에 아주 좋게 작용했고 나는 다시 숙면하게 되었다. 그 주 내내 고기를 전혀 먹지 않아서 내 몸에 단백질이 결핍된 걸까? 이 결핍이 내 식욕을 일깨운 걸까?

소금을 유난히 좋아하는 아이

1940년, 미국 심리 생물학자 커트 리히터는 한 살짜리 남자아이의 부모에게 편지 한 통을 받았다. 편지의 내용은 이러했다. 그 아이는 짠맛이 나는 건 뭐든 아주 잘 먹었다. 소금 없이는 아침도 저녁도 먹지 않았다. 소금을 달라고 보채고, 먹지 못하면 난리가 났다. 크래커에 붙은 소금을 핥아서 먹고, 소금 간이 된 베이컨을 빨아 먹고, 그냥 소금을 집어 먹기까지 했다. 처음 배운 말 중 하나가 '소금'일 정도였다.

결말은 비극적이었다. 병원에서 검사를 받은 아이는 며칠 후에 죽음을 맞았다. 부검 결과 종양이 발견되었고, 이 종양 때문에 부신의 기능이 망가져서 나트륨 결핍을 초래했다. 아이는 결핍에 대한 반응으로 소금에 과도한 욕구를 보인 것이었다. 아이를 죽음에 이르게 한 것은 병원의 환자식이었다. 환자식에는 소금이 아주 적게 들어 있어서 아이의 몸에 필요한 나트륨을 충분히 공급해 주지 못했기 때문이다.[4]

특정한 음식에 강한 욕구를 느낀다면 사실상 신체적으로 원인이 있는 경우가 많다. 여성이 월경 전후에 초콜릿처럼 단 음식에 식욕을 느끼는 것은 호르몬 때문에 기분이 변화한 것이 원인으로 보인다. 임신했을 때 전혀 일반적이지 않은 음식을 먹는 여성도 많다. 예를 들면 흙, 찰흙, 녹말, 재, 분필, 베이킹파우더, 얼음 등을 먹는 것이다. 이런 특이한 집착을 섭식 장애로 볼 수도 있지만, 독소와 병원체로부터 태아를 보호하는 생명 보존의 기능 때문일 수도 있다.[5]

리히터는 영양소와 관련한 식욕 현상도 연구했다. 쥐에게 나트륨 결핍을 유도한 뒤 나트륨이 거의 없는 먹이 또는 나트륨이 많이 함유된 짠 먹이를 제공했다. 쥐들은 망설이지 않고 곧장 짠 음식을 선택했다. 그 후 다른 영양소로 실험을 이어 나갔다. 칼슘이 결핍된 경우, 쥐들은 칼슘이 함유된 음식을 선호했다. 결론은 분명해졌다. 생명에 필요한 모든 영양소, 곧 단백질, 탄수화물, 인, 나트륨, 칼륨, 칼슘, 비타민 등에 대한 식욕을 타고난 것이 분명해 보였다.[6]

그러나 리히터가 쥐에게 비타민 B_1(티아민) 결핍을 유도한 실험에서는 이상한 일이 일어났다. 비타민 B_1은 신경 체계 기능에 꼭 필요하며, 몸에 저장되는 양이 적어서 금방 소진되고 만다. 10일에서 20일이 지나면 모두 소진된다. 비타민 B_1 결핍은 혈액 순환 장애, 심부전, 경련과 마비 등을 초래하므로, 비타민 B_1에 대한 타고난 식욕이 있다면 큰 도움이 된다. 그러나 리히터의 실험에서 동물들은 비타민 B_1 결핍을 해소해 줄 음식에 전혀 손대지 않았다. 비타민 B_1 결핍은 나트륨 결핍의 경우처럼 신속하고 확실하게 해소되지 않았다. 리히터는 이 점에 의문을 가졌다.[7] 이런 행동에는 타고난 식욕이라는 개념을 적용할 수 없었다. 다른 연관성이 있는 게 분명했다. 그렇다면 학습 과정이나 감정과 관련이 있는 걸까?

이유 없이 싫은 음식에는 원인이 있다

열 살쯤에 이웃집에서 저녁을 먹은 적이 있었다. 이웃 아주머니가 만들어 준 베이컨이 든 완자가 너무 맛있어서 두 그릇이나 먹었다. 그날 밤, 나는 심한 구역질이 나 구토했다. 이때 생긴 완자 거부감은 그 후로도 몇 년간 이어졌다. 제아무리 맛있게 요리된 완자도 먹을 수 없었고, 보기만 해도 심한 거부감이 일었다.

이런 거부감은 학습 과정의 결과로, 1960년대에 심리학자 존 가르시아는 획기적인 실험을 통해 이를 증명했다. 가르시아는 실험용 쥐들에게 물을 준 뒤, 쥐가 물을 마시고 나면 약하게 엑스레이를 쏘아 구역질을 유발했다. 며칠 지나 다시 물을 주자 쥐들은 예상한 대로 물을 거부했다.

가르시아는 독창적인 방식으로 실험을 계속해 나갔다. 음료의 내용물을 바꿔 본 것이다. 한 실험에서는 쥐들에게 단물을 주었고, 또 다른 실험에서는 밝고 시끄러운 물을 주었다(물을 마시는 동안 빛과 소리로 신호를 주었다는 의미다). 그리고는 구역질을 유발했고, 다음 날 쥐들에게 다시 물을 주었다. 여기서 가르시아가 얻은 실험 결과는 학습 심리학에서 아주 중요한 의미를 지닌다. 밝고 시끄러운 물을 마신 쥐들은 다시 물을 마셨지만, 단물을 마신 쥐들은 물 쪽으로 다가가지 않았다. 쥐들은 구역질을 맛과 연결 지었고, 빛이나 소음과는 연결 짓지 않았다. 구역질은 원래 빛이나 소음으로 유발되는 게 아니고, 음식으로 생기는 것이기에 구역질을 맛과 연결 짓는 게 당연하다.

가르시아의 실험은 자극과 반응이 관계를 임의대로 조절할 수 없음을 보여 주었다. 놀라운 점은 맛 자극이 구역질과 단 한 번만 연결되고, 마시는 행위와 구역질 유발 사이에 몇 시간의 간격을 두어도 쥐들이 스스로 거부 반응을 학습한다는 사실이었다. 가르시아는 음식 거부감은 빠른 학습이 가능하다고 결론 내렸다. 쥐처럼 잡식성 동물에게는 감염과 중독을 피하는 게 무엇보다 중요하기 때문이다.[8]

이러한 실험은 음식을 거부하는 현상이 이성보다 감정에 더 치중한다는 사실을 보여 준다. 완자에 대한 나의 거부감은 몇 년 동안 지속되었다. 완자를 제대로 요리하면 몸에 좋고 맛있다는 걸 알았지만, 이런 지식이 나의 거부감을 바꿔 놓지는 못했다. 완자를 보거나 냄새만 맡아도 거부감부터 들었다.

학습된 음식 거부감에는 몇 가지 주목할 만한 특징이 있다. 음식 거부감은 빠르게 학습되며 오랫동안 지속된다. 때로는 평생 이어지며, 이성도 작용하지 않는다. 그러나 음식 거부감은 자신에게 필요한 음식을 찾을 때 도움이 되기도 한다. 티아민(비타민 B₁) 결핍이 그 예다.

미국 필라델피아 대학의 심리학 교수 폴 로진은 리히터의 실험을 반복하면서 같은 현상을 목격했다. 티아민 결핍을 겪는 쥐들은 티아민이 함유된 음식을 찾아 먹지 않았다. 쥐들은 생명에 중요한 비타민이 이 음식에 들어 있다는 걸 알지 못했다. 티아민에 대한 타고난 식욕이 없는 게 분명했다. 그런데도 살아남는 게 놀라울 뿐이었다. 쥐들의 행동을 더 자세히 관찰하고 나서야 그 이유를 밝혀냈다.

쥐들은 티아민이 함유된 음식을 선호하는 게 아니라, 티아민이 없는 음식을 회피하는 반응을 보였다. 몸을 병들게 하는 음식을 거부하는 것이다. 쥐들은 티아민이 없는 음식을 마치 독이라도 든 듯 뱉어 냈다. 오래 굶은 상태에서도 티아민이 들어 있지 않은 음식을 단호하게 거부했다. 거부감이 너무 강해서 다른 음식을 찾아야만 했다. 그러다가 우연히 티아민 함유 음식을 먹게 되고, 얼마 후 티아민 결핍 때문에 생기는 불쾌한 상태가 사라진다. 그러면 쥐들은 점차 이 음식을 선호하게 된다.[9] 티아민 결핍의 해결 방법은 학습된 방법, 즉 지금까지 먹어 온 티아민 결여 음식을 회피하는 것이었다.

음식을 선택할 때 결핍되는 영양소는 타고난 식욕으로 충족할 수 없다. 리히터가 처음 추정한 것처럼 식욕의 역할은 훨씬 적게 작용한다. 우리는 비타민 A가 부족하다고 무조건 브로콜리가 먹고 싶다거나, 비타민 D가 부족하다고 반드시 연어가 당기지는 않는다. 비타민 K나 티아민이 필요하다고 당근이나 양배추에 식욕을 느끼지도 않는다.

타고난 식욕은 해당 영양소가 특정 음식과 맛에 강하게 연결된 경우에만 발휘된다. 그러나 이런 경우는 극히 드물다. 티아민은 돼지고기, 다랑어, 귀리에 들어 있고, 비타민 A는 뱀장어와 우유, 비타민 D는 치즈와 여러 생선류, 비타민 K는 양배추, 부추 등에 들어 있다. 현재 알려진 바에 따르면, 인간에게는 나트륨과 칼슘에 대해 타고난 식욕이 있다. 그 밖에 다른 영양소 섭취는 티아민 결핍의 경우처럼 학습 과정이 크게 작용한다.[10]

피자, 초콜릿을 좋아하는 이유

기억에 남는 어린 시절 추억이 또 하나 있다. 이탈리아를 여행하던 중에 아파서 온종일 아무것도 먹지 못한 적이 있었다. 배에 큰 구멍이라도 뚫린 것처럼 무척 배가 고팠다. 머릿속에는 피자만 맴돌았다. 살라미 피자, 햄 피자, 양송이 피자 등등. 몸이 회복되고 혼자서 커다란 피자 한 판을 먹었다. 살라미, 햄, 양송이가 올려진 피자에서 올리브유, 마늘, 오레가노 향이 났다. 그때 먹은 피자가 얼마나 맛있었던지 난 여전히 피자를 좋아한다. 인간이 음식을 먹는 행동에는 음식을 선호하는 학습 과정이 회피 학습만큼이나 중요하다. 몸에 필요한 영양소를 공급해 주는 음식을 선호하는 것도 배울 필요가 있다. 이런 학습 과정은 실험으로 간단하게 입증된다.

우선 실험 참가자들에게 저단백 아침 식사가 제공된다. 버터, 꿀 또는 잼을 바른 식빵, 쌀로 만든 플레이크, 커피나 차 등 단백질이 부족한 식단이다. 점심에는 수프와 푸딩이 제공된다. 이런 식단을 며칠간 제공한다. 우선 아침에는 저단백 음식이 나오고, 몇 시간 뒤에 제공되는 수프와 디저트에는 참가자들이 눈치채지 못하게 단백질 함량에만 변화를 준다. 단백질 함량이 많은 날도 있고 적은 날도 있다. 이때 단백질 함량에 따라 음식 맛에 변화를 준다. 실험 마지막 날에 선택권을 주자 참가자들은 고단백 음식의 맛을 선호했다. 실험자들은 아침 식사에 부족했던 단백질 함유 사실을 맛의 자극에서 알아냈다. 단백질은 생존에 아주 중요하기에 한 번의 학습 경험으로도 단백질 함유 음식을 선호하게 된다.

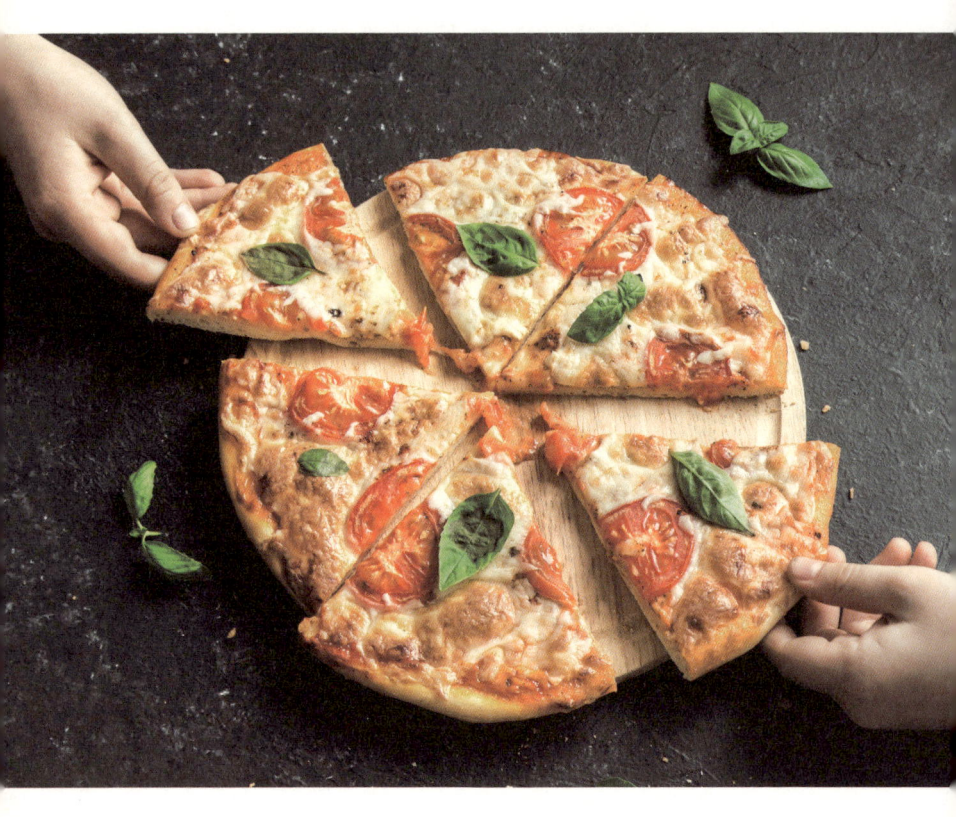

음식을 선호하거나 싫어하는 과정은 같다. 맛을 인지하고, 먹은 후에 몸 상태의 변화를 경험한다. 그러고는 몸 상태의 변화를 무의식적으로 맛과 연결 짓는다. 몸 상태가 좋은 쪽으로 변하면 그 음식을 선호하게 된다. 그 결과, 음식의 맛이 신호로 작용해서 몸에서는 '신진대사 기대감'이 생기고, 신체는 해당 음식이 좋게 작용한다는 걸 직감한다.

이 직감적인 기대감 때문에 특정 음식을 먹을 때 기대하는 영양소가 있다. 당장 몸에 필요한 영양소인 경우, 이 음식을 좋아하는 경향이 강해진다. 피자는 내가 좋아하는 음식 순위의 상위권에 있다. 이탈리아에서 먹었던 피자가 아주 맛있었고 내 허기도 충분히 해소해 주었기 때문이다. 이런 학습 과정은 이미 좋아하는 음식을 더 좋아하게끔 만들기도 한다. 누구나 좋아하는 초콜릿도 몸에 급하게 필요한 영양소를 공급해 줄 경우, 욕구가 더 커지게 된다.

한 실험에서 참가자들에게 매일 초코바를 먹게 했다. 한 그룹에는 배부른 상태에서 초코바를 먹였고, 또 다른 그룹에는 배고픈 상태에서 먹였다. 며칠 지나자, 배고픈 상태에서 먹었던 그룹에서 초코바를 원하는 욕구가 현저하게 높았다.

음식을 선호하는 습관은 배고픈 상태에서 에너지를 공급받을 때 나타나지만 그 밖에 다른 학습 과정을 통해서도 이루어진다. 해당 음식이 건강을 해치지 않는다는 것을 알기만 해도 충분히 좋아하는 음식으로 발전할 수 있다. 이때는 그 음식이 해롭지 않다고 확신할 수 있어야 한다. 이런 방식으로 음식을 좋아하는 마음은 이미 자궁에서 형성된다. 신생아는 어머니가 임신 중에 먹었던 향이 담긴 우유를 더 선호한다.[11] 나중에는 사회적 관계에 있는 사람이 보내는 직접적인 신호를 통해서도 좋아하는 음식이 생길 수 있다.

사람들과 어울려서 먹는 식사

1724년 5월 4일, 독일 하멜른 인근 야산에서 열세 살 정도 된 남자아이가 발가벗은 상태로 발견되었다. 말을 할 줄 몰랐던 아이는 특이한 표정을 지은 채, 발견되어 기쁘다는 듯 이리저리 뛰어다녔다. 소년의 목에는 셔츠 자락 같은 게 걸려 있었다. 사람들이 빵을 내밀었지만, 소년은 거부했다. 빵이 생소한지 풀과 식물만 먹었다. 어린 나뭇가지의 껍질을 벗겨 씹어 먹고, 콩은 버리고 콩대만 먹었다. 소년은 지금까지 자신의 목숨을 유지해 준 음식만 먹었다.

사람과 접촉 없이 야생에서 자란 아이들은 과일, 열매, 새집을 찾아 나무를 탔고, 약초, 뿌리, 죽은 고기를 찾아 땅을 훑고 다녔다. 개구리나 물고기를 잡기 위해 하천과 연못에도 들어갔다.[12] 야생 아이들은 날것을 좋아했고, 주변의 익숙한 동물과 똑같은 방식으로 먹었다.

우리가 먹어야 하거나, 또는 먹지 말아야 할 음식을 구분하려면 타인이라는 모델이 필요하다. 한 연구에서 2~5세 사이의 아이들에게 여러 가지 색상의 곡물죽을 제공했다. 아이들 맞은편에는 어른이 한 명 앉아서 똑같은 곡물죽을 먹었다. 어른의 곡물죽이 자신의 곡물죽과 색상이 같을 때, 아이들은 얼른 먹기 시작했고 오랫동안 더 많이 먹었다. 이런 현상은 식사를 하면서 긍정적인 감정을 느끼는 타인을 볼 때에도 나타난다. 사람들과 어울려 식사할 때 더 많이 먹게 되는 이유다.[13]

사회적 동물의 경우, 같은 종류의 동물이 하는 행동이 음식을 먹는 데 영향을 준다. 암탉은 병아리가 보는 앞에서 곡물을 쪼았다가 다시 바닥에 떨어뜨린다. 병아리는 어미의 행동을 모방하면서 곡물을 쪼아 먹는다. 쥐들은 다른 쥐의 입김을 통해 무엇을 먹었는지 알아낸 뒤, 안심해도 좋다고 확인된 음식을 선택한다. 새끼 비비[*]는 어른 비비들이 먹는 식물을 따라 먹는다.

우리는 주로 사람들과 어울려 식사하는데, 이때의 경험이 식습관에 한평생 영향을 미치기도 한다.

한 인터뷰에서 기억에 남는 식사가 있는지 묻자, 사람들은 가족과 했던 식사를 떠올렸다. 한 여성은 어린 시절 도축하던 날에 먹었던 피로 만든 수프에 대해 말했다. 보는 것만으로도 역겨웠지만, 아버지가 뒤에 버티고 서서 수프를 다 먹으라고 강요했다. 그 일을 평생 잊지 못한 여성은 그 후로 다시는 수프에 손도 대지 않았다.[14]

이렇듯 인간이 음식을 먹는 데 중요하게 작용하는 학습 과정은

---

[*] 아프리카와 아라비아에 분포하는 네 발 원숭이

타인의 영향을 받아 이루어진다. 반대로 식사 관례가 공동체 의식을 만들기도 한다. 공동의 식습관을 통해 소속감이 생겨나는 것이다. 멕시코에서는 사회 구성원의 일원으로 인정받기 위해 청소년들이 아주 매운 고추를 먹기도 한다. 프랑스와 같이 서구 산업 국가에서는 '소박한 사람들'이 자주 일품요리와 고기 요리를 먹지만, 상류층 사람들은 건강하고 열량이 낮은 음식을 엄격한 예의범절에 따라 먹는다. 사회학자 피에르 부르디외의 주장대로, 이런 식의 계층에 따른 식습관은 경제적 생활 조건의 차이 때문에 나타난다. 이런 식습관으로 자신이 속한 무리와는 동일시하고, 다른 무리와는 구별 짓는다.[15]

음식에 새겨지는 특별한 감정

학습이 가능한 인간과 잡식성 동물은 복잡한 음식 세계에 잘 적응한다. 인간에게는 음식을 먹는 데 필요한 몇몇 타고난 반응이 있다. 빨고 삼키는 반사 행동과 맛있는 음식을 좋아하는 성향 때문에 신생아는 모유를 먹게 된다. 쓴맛에 대한 거부감은 독성 있는 음식을 피하게 해 준다. 그러나 타고난 반응만으로는 생존이 보장되지 않는다. 우선 학습 능력을 통해 몸에 필요한 영양소를 섭취한다. 우리는 음식을 입에 넣고, 씹고 맛보는 걸 배운다. 공복감과 포만감을 인식하고, 몸에 나쁜 음식은 피하고 몸에 좋은 음식을 좋아하는 것도 배운다.

우리는 음식을 먹으면서 수천 가지의 경험을 한다. 뇌는 이런 경험을 인지하고, 비교하고, 정리하고 저장한다. 이 저장고는 색인 카드 상자와 비슷하다. 각 카드에는 인상적인 음식의 특징이 기록된다. 상황, 음식 자체, 냄새와 맛, 식사 후에 느껴지는 신체와 정서적 상태 등이다. 강한 배고픔, 피자에서 풍겨 나오는 냄새, 피자의 맛과 포만감의 효과는 기억 속에서 광범위한 음식 목록을 만든다. 그래서 새로운 음식을 먹어야 하는 상황에 놓이거나, 언제 무엇을 얼마나 먹을지 결정할 때 뇌는 즉각 이 색인 카드를 뒤적거린다. 이 카드에서 현재 음식을 먹어야 하는 상황과 비슷한 경험들을 찾아내어 결정에 활용한다. 배가 고픈 상태에서 마침 이탈리아 레스토랑 앞을 지나게 되면 뇌는 피자가 좋은 선택이라고 알려 준다. 이런 학습 과정은 인간의 먹는 행동을 이해하는 데 중요하다. 그런데도 이 책이 학습 과정이 아닌 감정에 초점을 맞추는 이유는 감정이 학습을 이해하는 열쇠이기 때문이다.

1950년대에 미국 심리학자 폴 토마스 영도 쥐들이 음식을 골라서 섭취하는 현상을 관찰했지만, 커트 리히터와는 완전히 다른 결론에 이르렀다. 영은 타고난 식욕의 중요성을 의심했다.

행동주의 학파인 존 B. 왓슨의 제자로서 행동에 중점을 둔 리히터와 달리, 영은 실험 심리학 창시자인 빌헬름 분트의 이론에 영향을 받아 감정에 치중했다. 영은 음식의 맛이 감정적인 반응을 일으킨다고 보았다. 또 몸의 영양 상태도 마찬가지로 감정적인 반응을 일으킨다고 여겼다. 이 감정적인 반응들로 음식을 학습할 수 있다는 것이 주요 전제였다. 긍정적인 감정은 그 학습을 강화하고, 부

정적인 정서는 약화한다.[16]

배가 고플 때 이미 감정적 반응이 일어난다. 몇 시간만 굶어도 다양한 신체 변화가 느껴진다. 위에서는 꼬르륵거리고, 입이 마르고, 두통이 오고, 목에 뭔가 걸린 듯한 느낌과 가슴 압박이 느껴진다. 냄새와 맛, 입에서 느껴지는 촉감에도 더 민감하게 반응한다.[17] 공복감에는 불쾌함이 동반되는데, 굶주림이 길어질수록 불쾌함도 강해진다. 영양소 부족을 의식하지 못하는 상태에서도 불쾌함은 심해진다.

한 실험에서 참가자에게 알리지 않은 채 인슐린 혈당 주사로 혈당치를 낮췄다. 참가자들은 금방 몸 상태가 나빠지는 경험을 했다. 배가 고프고, 피곤하고, 긴장하고, 과민해지면서 전체적인 감정 상태가 나빠졌다.

감정적인 반응은 포만감에서도 나타난다. 우리는 잘 먹고 나면 아무 걱정 없이 만족스럽게 꾸벅꾸벅 졸게 된다. 앞서 말한 인슐린 주사로 약간의 포도당을 주입해 다시 혈당치를 정상화하자, 실험 참가자들은 금방 다시 평정을 되찾았다.[18] 즉, 영양 공급은 감정 상태를 개선하고 영양 결핍은 이를 악화한다고 할 수 있다.

그렇다면 왜 이런 감정 상태의 변화를 경험하는 걸까?

이런 감정적인 변화를 경험하지 못하는 유기체를 상상해 보자. 이 생물은 음식물을 섭취하지만 무감각하다. 로봇처럼 반응하면서 결핍의 심각성을 느끼지 못한다. 반대로 배고픔을 느끼는 유기체는 괴로움을 호소하고, 감정은 위험 신호를 보낸다. 배고플 때 보

이는 감정적인 반응은 영양소를 빠르게 공급해야 한다는 인식을 주어 행동하려는 의지를 높인다.[19]

그렇다면 무엇이 이런 감정을 일으킬까? 감정의 변화는 몸의 영양 상태가 달라질 때마다 일어난다. 맛보고, 냄새 맡고, 촉감을 느끼면서 음식을 먹을 때도 마찬가지다. 맛을 느끼는 감정은 특별히 중요하며, 때로는 양념만 추가해도 감정이 달라진다.

한 실험에서 이탈리아 파스타 요리를 제공한 뒤에 참가자들에게 식사 동안 반복해서 공복감의 정도를 매기게 했다. 예상대로 식사 시간이 지날수록 공복감의 등급이 낮아졌다. 공복감은 '생리적'인 반응으로, 몸에 영양소가 많이 들어올수록 약해진다. 그러나 음식에 오레가노를 첨가해 맛을 강화하자, 공복감도 높아지고 식욕도 생겼다.

또 다른 실험에서는 빵 여러 조각에 다양한 종류의 잼과 크림을 발라서 제공한 뒤, 먹는 행동을 관찰했다. 맛있는 빵이 더 빨리 소비되었다.[20] 입에 맞는 맛은 음식을 더 먹게 하고, 그 음식만 선택하게 했다.

반대로 맛의 부정적인 감정은 그 음식을 거부하게 한다. 대학 시절, 아침에 먹으려고 꺼낸 쇠고기에서 작고 하얀 구더기가 기어 나오던 모습이 아직도 눈에 선하다. 너무나 역겨워서 아무것도 먹지 못했다.

우리가 주목해야 할 것은 음식을 먹는 데는 감정이 동반된다는 사실이다. 음식을 보고, 냄새 맡고, 맛을 볼 때 우리는 감정을 경험

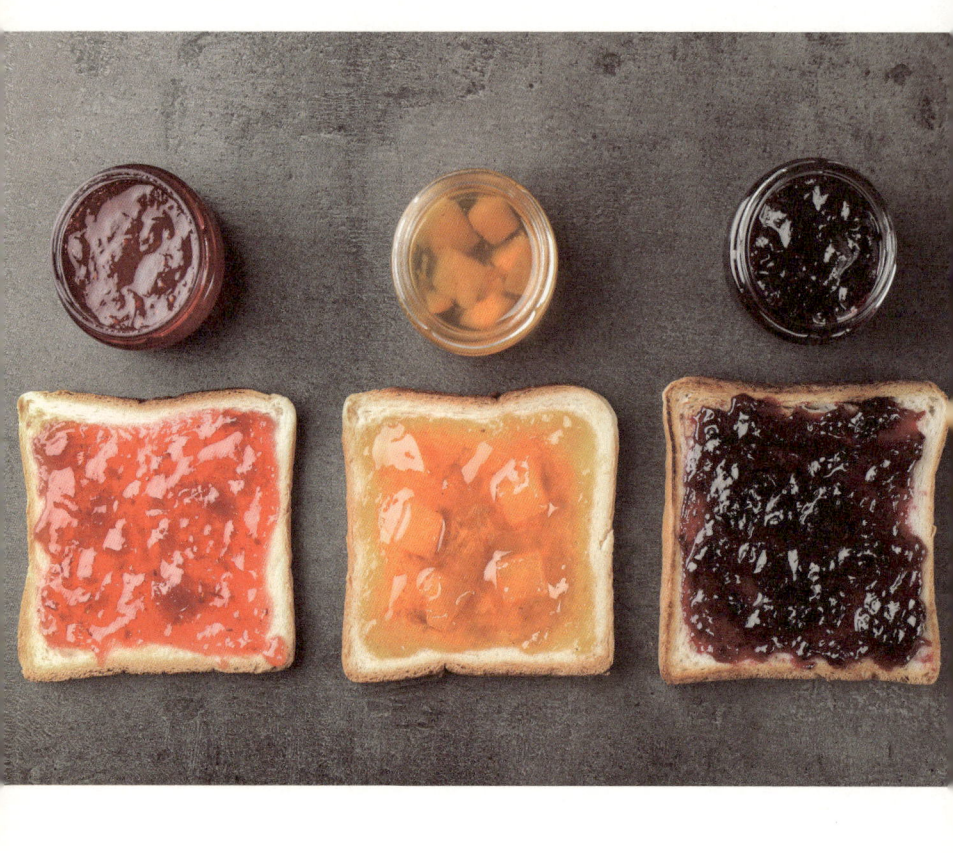

한다. 몸에서 영양소가 줄어들거나, 몸에 영양소가 공급될 때도 감정을 경험한다.

조금씩 엄습해 오는 공복감, 기분 좋은 포만감, 입에 맞는 맛, 역겨움 등 모든 감정 반응은 중요한 기능을 충족시킨다. 빠르게 음식을 먹고, 식사를 제때 마치거나 올바른 음식을 선택하도록 돕는다. 요약하자면, 감정적인 반응은 음식을 먹는 행위를 주도한다.

감정 없이 음식을 먹는다고 상상해 보자. 유쾌감이나 불쾌감 없이 음식을 보고, 냄새를 맡고, 맛을 본다. 방금 내린 커피와 갓 구워 낸 빵 냄새에 아무런 영향을 받지 않는다. 레스토랑에서 먹는 훌륭한 음식에도 감동이 없다. 이런 경우에 무엇을 언제 얼마나 먹을지 어떻게 결정할 수 있을까?

먹는 행동에 대한 감정은 '신호'다. 이러한 감정은 몸 안에서 벌어지는 신체 과정과 몸 밖에서 일어나는 음식에 대한 자극에서 오는 의미를 전달한다. 음식을 먹을 것인지 아닌지, 또 이런저런 음식을 먹을지 피할지 알려 주는 것이다. 따라서 원래는 음식과 전혀 관련 없어 보이는 감정, 곧 불안, 분노, 슬픔, 기쁨 같은 감정들이 먹는 행동을 결정적으로 변화시키기도 한다.

감정과 음식은 어떤 관계일까?

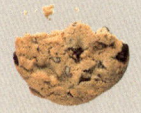

감정도 인간 행위의 기본인
욕망과 즐거움을 제공하므로 이성적이다.
감정이 없다면 우리는 컴퓨터에 불과하다.

에드워드 오즈본 윌슨

감정은 우리 삶에 스며 있다.
감정을 제외하면 인간의 행동을 이해하기 어렵다.
감정은 무엇이며, 어떤 종류가 있을까?
우리는 왜 감정을 경험할까? 감정과 음식은 어떤 관계일까?

    여름밤, 은행에서 퇴근한 52세 마리는 현관문을 열고 잠시 걸음을 멈추었다. 사방이 조용했다. 지친 마리는 두 손에 얼굴을 파묻으며 의자에 털썩 주저앉았다. 집 안 곳곳에 그의 모습이 어려 있었다. 옷장에는 여전히 그의 셔츠가 걸려 있고, 욕실에는 그가 쓰던 면도기가 놓여 있었다. 그가 죽은 지 1년도 넘었지만, 둘이 함께 오래 살았던 이 집에 들어서면 늘 슬픔이 밀려왔다.
    배우자의 상실처럼 인생의 큰 사건은 항상 강렬한 감정을 일으킨다. 어린 시절에 겪었던 경험, 사춘기에 겪은 위기, 학창 시절에 봤던 시험, 직장에서 받는 스트레스, 결혼, 자녀 출산, 질병과 죽음 등도 마찬가지다. 인생에는 감정적인 반응을 유발하는 사건이 지속적으로 일어난다.

일상에도 감정적인 반응을 일으키는 상황들이 가득하다. 자동차 유리에 붙은 벌금 고지서, 건강 검진 결과, 길에서 마주친 행인의 미소, 눈부시게 파란 하늘. 우리는 매일 한 번쯤 강한 감정을 경험한다. 느끼지 못할 정도로 옅어서 스쳐 지나가는 감정도 많다.[1] 감정은 우리 생각과 행동에 큰 영향을 미친다.

그러나 심리학자들은 감정에 대한 연구를 망설였다. 1950년대만 해도 감정을 과학적으로 연구할 수 없다고 여겼다. 감정에 대한 연구가 호기심의 대상으로 전락할 것이라고 보는 학자들도 있었다.[2] 상황이 바뀌면서 오늘날에는 이에 대한 연구가 활발해졌다. 그러나 쉽지 않은 연구라는 점에서는 회의론자들의 주장이 옳았다고 볼 수 있다.

이런 사실은 감정을 명확히 규정지으려는 시도에서 이미 드러났다. 그렇다면 감정은 유전적인 신체 반응일까? 신경 프로그램일까? 말초-생리적 자극일까? 아니면 그냥 쾌감과 불쾌감일까?

이 문제에 관해 합의하지 못한 학자들은 각자 다른 정의를 내렸다. 그중에는 무기력해 보이는 의견들도 많았다. "감정을 유기적 반응이라고 정의하지만, 감정과 감정이 아닌 유형을 구별할 방법이 없다."[3]

감정이란 무엇일까?

우리는 감정에 휩싸이면 그 감정을 인식한다. 기쁠 때는 편안하고 긴장이 풀린다. 불안할 때는 손바닥이 축축해지고 심장이 두근

거리면서 근육이 긴장한다. 수치심이 들면 얼굴이 화끈거린다. 감정은 때로 눈에 보이기도 한다. 특히 표정과 신체 반응으로 알 수 있다. 그렇지만 전혀 동요하지 않고 감정을 경험할 수도 있다. 이처럼 감정은 객관적이고 개별적인 표식이 없어서 정확히 이해하기가 상당히 힘들다. 그렇다면 어떻게 감정을 측정할 수 있을까? 학자들은 감정이 어떻게 발생하는지 경험, 행동, 신체 반응 등 다양한 차원에서 관찰했다.

이때 가장 좋은 접근 방식은 질문이다. 언어에는 감정을 설명하는 단어가 많고, 미리 규정된 개념이 주로 사용된다.

지금 당신의 감정 상태는 어떠한가?

이 질문을 생각해 보며 현재 상태를 잘 나타내는 감정이 무엇인지 살펴보자. 그리고 그 강도를 1~5까지 숫자로 적어 보자. 감정이 강할수록 숫자가 크다.

긍정적인 정서

재미있다		만족하다	
자신감 있다		사랑하다	
즐겁다		안도하다	
활기차다		공감하다	

부정적인 정서

분노하다	☐	실망하다	☐
미워하다	☐	수치스럽다	☐
시기하다	☐	후회하다	☐
혐오하다	☐	죄책감이 들다	☐
불안하다	☐	슬프다	☐

그러나 이런 질문 방식에는 단점도 있다. 솔직한 대답인지 확인할 수 없고, 어린이나 언어 능력이 제한된 어른에게는 이 방식을 적용할 수 없다. 그래서 감정 연구자들은 감정적으로 흥분한 상태에서 일어나는 신체 활동까지 포함해서 연구한다. 뇌, 혈액 순환계와 내분비계, 근육 조직이나 피부 상태뿐만 아니라 감정 표현, 표정과 몸짓, 목소리 울림도 관찰한다.[4] 다양한 차원에서 이루어지는 감정을 측정할 때, 순간의 감정 상태도 잘 파악할 수 있게 된다.

학자들은 감정을 측정할 때와 비슷한 방식으로 감정의 정의를 풀어 나갔다. 감정을 다양한 구성 요소로 이루어진 반응 유형으로 정의하는 것이다. 여기에는 뚜렷한 경험 변화, 신체 반응, 인지와 사고와 행동의 변화도 포함된다. 감정에는 한 사람의 경험, 신체, 표정, 몸짓, 행동 태세 등 전체가 아우러져 있기 때문이다.

감정은 각각의 체계와 유기적으로 연결되어 있다. 불안할 때는 몸이 굳고, 맥박과 혈압이 올라간다. 모든 주의력은 위협 요소, 예를 들어 눈앞의 뱀이나 다가올 시험 등에 향한다. 이때 위협 요소를 극복하기 위해 행동 태세도 달라진다.

감정을 겪는 이유는 무엇일까?

감정은 좋든 싫든 우리 삶에 침투한다. 때로 아주 강렬한 감정이 다가올 때는 감당하기 버겁다. 이와 관련된 좋은 예가 있다. 내가 살던 주택의 꼭대기 층에 20대 초반인 파브리지오라는 사람이 살았다. 경도 비만인 파브리지오는 소파에 누워서 심장 박동에만 신경 썼다. 심장 박동이 빨라지거나 불규칙할 때마다 불안에 휩싸였다. 불안감은 심장 박동을 더 빠르게 했다. 몇 달 전부터 그의 삶에 불안감이 드리웠다. 졸업 시험에 대한 불안, 실패에 대한 불안, 심장 마비에 대한 불안 등……. 아직 건강한데 왜 이런 불안감이 엄습할까? 앞에서 예시로 든 마리는 남편을 여읜 지 한참이 지났는데도 왜 아직 슬픔에 잠겨 있을까? 자연이 우리에게 감정을 부여한 이유가 뭘까?

서양 사상의 전통에서 감정은 오랫동안 선하고 합리적인 삶을 방해하는 열정으로 여겨졌다. 아우구스티노는 감정을 인간이 타락한 결과로, 스피노자는 인간을 속박하는 원인으로 보았다. 교만, 시기, 분노는 일곱 가지 대죄에 속했다. 다윈의 진화론에 영향을 받은 뒤에야 인간의 감정에 사실상 생명 유지의 기능이 있다는 견

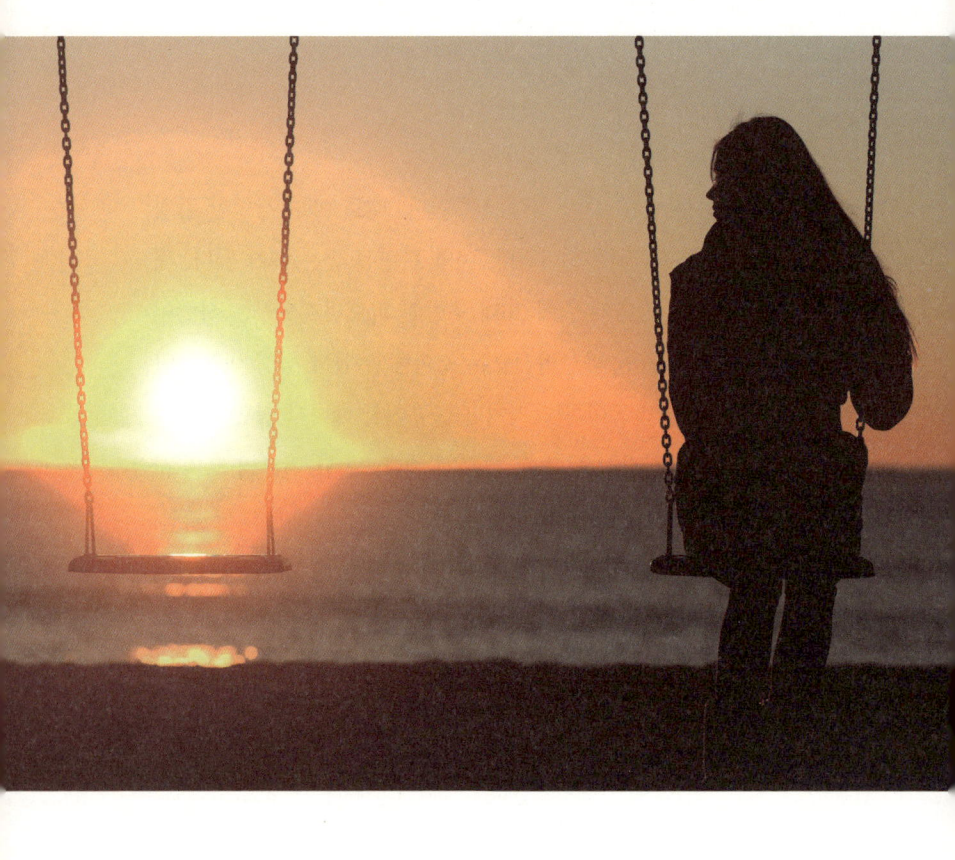

해가 생겨났다.

어떤 일이 행복에 큰 영향을 준다고 판단되는 즉시 감정이 형성된다. 위협적으로 보이는 일에는 부정적인 감정이, 유용하게 보이는 일에는 긍정적인 감정이 엄습한다. 여기서 '일'은 외적인 사건만을 가리키지 않는다. 생각, 상상, 기억처럼 내면에서 일어나는 일도 감정을 일으킨다. 죽은 남편을 생각하면 마리는 다시 슬픔에 젖는다. 파브리지오의 불안감은 아버지처럼 심근 경색으로 일찍 죽을지도 모른다는 상상이 만들어 냈다. 감정의 영향은 오래가거나 부담을 줄 수도 있다.

그러나 사실 감정은 복잡한 세상에 대처하는 데 도움이 된다. 감각을 예리하게 만들고, 행동 태세를 갖추고, 자신의 상태를 주변 사람들에게 알린다. 슬픔은 상실감을 극복하게 한다. 두려움은 위협에 대처하게 한다. 분노는 관심사를 관철하게 한다.[5] 이런 식으로 감정은 유기체를 변화시켜 요구에 반응하도록 돕는다. 다양한 요구 사항이 있기에 다양한 감정이 생기는 것이다.

감정의 종류

감정의 종류는 많고, 특성도 아주 다양하다. 어떤 감정은 알아차리지 못할 정도로 미미하고, 어떤 감정은 영원히 기억에 남을 만큼 아주 강렬하다. 순간적인 감정도 있지만, 몇 달씩 지속하는 감정도 있다. 감정은 유쾌하거나 불편하며, 스트레스를 주거나 해방감을 주고, 복잡하거나 간결하다. 이런 다양한 감정은 보통 네 가지로 나뉜다.

우선 기본 감정에는 불안, 분노, 슬픔, 기쁨이 있다. 누구나 경험하는 이 기본 감정은 동물에게도 있다. 그래서 1차 감정이라고도 부른다. 기본 감정은 일반적인 사건으로 발생한다. 불안은 위협을 느낄 때 생기고, 분노는 타인이 불친절하거나 부당하게 대우할 때 느끼게 된다. 슬픔은 상실감의 반응으로 나타나고, 기쁨은 좋은 일이 생겼을 때 느끼게 된다.

각각의 감정에는 특징적인 반응 형태가 있다. 슬픔은 주의를 내면으로 돌리고, 행동 태세를 느리게 한다. 반대로 기쁨은 외부 세계에 더 큰 관심을 가지게 한다. 불안과 분노는 행동을 부추기면서 강한 신체적 흥분을 일으킨다. 그래서 혈압이 높아지고, 심장 박동이 빨라지고, 근육이 긴장한다.

불안, 분노, 슬픔, 기쁨 외에 타인과 관련된 사회적 감정도 있다. 원래는 내 것인데 다른 사람에게 돌아갔다고 생각하면 시기를 하게 된다. 사랑하는 사람의 애정이 나 아닌 다른 사람에게 향하면 질투도 느낀다. 도덕적 원칙을 어기면 죄책감을 느낀다. 무방비로 노출된 느낌이 들면 수치심이 생긴다. 마지막으로 기본 감정에는 음식과 관련된 감정인 역겨움도 포함된다. 몹시 불쾌한 감정인 역겨움에도 생명에 중요한 기능이 있다.

곰팡이가 핀 빵, 죽은 벌레가 든 음료를 보면 역겨움을 느낀다. 역겨움은 신체에 해를 끼칠 수 있는 상황에서 생기는 감정이다. 상한 음식, 침, 구토물, 대소변 등 분비물, 상처와 질병, 거미, 나방,

뱀, 바퀴벌레 등에 우리는 역겨움을 느끼는 것이다.

오래전부터 역겨움은 존재했다. 이미 5억 년 전 진화론에 등장했던 말미잘에게 쓴 물질을 먹이면 말미잘은 위를 바깥쪽으로 뒤집었다. 구토와 비슷한 이 방어 반응은 위험한 물질에서 자신의 몸을 보호하려는 수단이다. 그러나 인간은 역겨움을 물질에서만 느끼는 건 아니다.

결혼 사기꾼에 관한 다큐멘터리가 있었다. 이 다큐멘터리에서는 구애 남성에게 전 재산을 털린 여성을 다루었는데, 결별한 지 몇 달이 지났어도 여성은 환멸감을 드러냈다. 그 남자와 보낸 시간을 생각하는 것만으로도 몸서리를 친 것이다.

사회적, 도덕적 역겨움의 근원이 다른 역겨움과 같다는 사실은 표정에서 드러난다. 어떤 실험에서 참가자들은 불쾌할 정도로 강한 쓴맛, 짠맛, 신맛을 맛본 뒤에 벌레, 상처, 오물 사진을 보았다. 그런 다음 게임을 하면서 동료의 반칙 행위를 목격했다. 이때 전극을 이용해서 실험자들의 얼굴 근육에 나타나는 아주 미세한 반응을 기록했다. 자극은 달랐지만 같은 근육에서 긴장감이 높아졌다. 위턱과 광대뼈에서 입까지 이어지는 이 근육은 윗입술을 들어 올리고 코를 찌푸릴 때 사용되는데, 이는 역겨움을 느낄 때 전형적으로 나타나는 표정이다.[6] 썩은 음식뿐만 아니라 부도덕한 행동을 볼 때도 신체 거부 반응이 일어난다. 코를 찌푸리고, 입을 비죽거리고, 혀를 내밀고, 침을 뱉는다. 이렇게 반응하면서 거리감을 둔다.

기분은 자신의 건강 상태를 알려 준다

아침에 잠이 덜 깬 상태에서 피로감과 불쾌감이 몰려올 때가 있다. 이때 커튼을 걷고 하늘을 바라보면 기분이 상쾌해진다. 이런 사소한 감정 변화는 심각한 감정과 달리 원인을 인식하거나 알아차리기가 쉽지 않다. 이런 감정은 덜 구체적이어서 혼란스럽지만, 유쾌하거나 불쾌하며 우리 생각과 행동에도 영향을 준다.

기분은 유기체의 상태를 알려 주는 신호 체계다. 따라서 외부 원인 없이도 생길 수 있다. 전면에 나서지 않으면서 지금 상황을 알려 주는 역할을 한다. 감기에 걸려도 아직 증상이 나타나지 않은 상태에서 가끔 피로와 무력함을 느낄 때가 있다. 이런 기분 변화는 질병을 예고한다. 독일 생리학자 카를 구스타프 카루스는 이런 사실을 염두에 둔 채, "감정은 무의식이 의식에 보내는 놀라운 소통 방식"이라고 표현했다.[7]

이런 감정 상태는 파악하기도 어렵다. 경험의 잔상은 부수적으로 발생하기에 때로는 알아차릴 수가 없다. 경치나 누군가의 표정을 볼 때, 음악이나 목소리를 들을 때 감각적으로 받아들이는 인상만 작용하는 게 아니다. 색채, 형태, 소리만 접수하는 게 아니라는 의미다. 경치는 공간감을 안겨 주고, 음악은 즐겁게 하거나 우수에 젖게 하고, 표정은 공감을 끌어낸다. 이런 감정적 잔상은 의식한 내용을 의미에 따라 정리하게 한다. 인지와 사고에는 항상 경험의 감정적 잔상이 따른다.

감정의 종류는 다양하고 효과가 광범위하다. 기분과 경험의 잔상과 마찬가지로 불안, 분노, 슬픔, 기쁨도 감정에 속한다. 경험이 사소하든 대단하든 상관없이 자신의 행복에 중요한 일이 일어날 때 감정이 발생한다. 배우자의 죽음 같은 인생의 큰 사건이나 옆집의 개 짖는 소리처럼 일상적인 일이 모두 포함된다.

　감정은 생각과 행동을 이끌며, 삶의 요구에 잘 대처하게 해 준다. 불안감은 위험에 대처하고, 분노는 관심사를 관철하고, 슬픔은 회복하는 데 도움이 된다. 기분은 우리 상태를 신호로 알려 주며, 감정은 먹는 행동까지 변화시킬 수 있다.

감정과 식욕

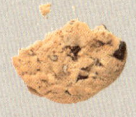

서로 미워하며 살진 쇠고기를 먹는 것보다
서로 사랑하며 채소를 먹는 것이 낫다.

잠언 15,17

슬픔, 분노, 불안, 오락가락하는 기분 같은 감정은
식습관을 변화시킨다. 감정은 식욕을 촉진하거나 억제하며,
식사량을 늘이거나 줄이고, 먹는 속도를 높이거나 낮춘다.
이런 변화는 어떻게 가능할까?

마리는 남편을 잃은 슬픔을 무릅쓰고 저녁을 먹기로 했다. 토마토, 바질, 올리브, 치즈, 빵, 적포도주를 야외 테라스에 차려 놓았다. 그리고 시원한 여름 밤공기를 깊이 들이마시며 시내를 내려다보았다. 그러자 다시 기억이 떠오르면서 눈물이 났다. 마리는 토마토를 꾸역꾸역 입에 넣고, 말라 버린 흰 빵을 베어 물었다. 포도주를 마셨지만 아무 맛이 나지 않았다. 이제 미각까지 잃어버린 듯했다.

한 실험에서 비슷한 현상이 관찰되었다. 실험 참가자들에게 영화의 슬픈 장면을 보여 주고 초콜릿을 먹게 했다. 슬픈 장면은 초콜릿의 맛과 먹고 싶은 욕구를 떨어뜨렸다. 다른 유쾌한 장면에서는 초콜릿이 더 맛있게 느껴져서 더 먹고 싶어 했다. 먹는 것에 대

한 이런 감정의 변화는 슬픔이나 기쁨이 경험과 행동에 미치는 영향 때문에 생긴다. 기쁨은 외부 자극을 받아들이고 처리하는 능력을 증가시키고 감각을 열어 준다. 기분이 좋으면 세상을 더 많이 받아들이고 먹으면서 더 많은 즐거움을 느낀다. 슬픔은 외부 세계에 대한 관심을 줄이고, 주의를 내부로 돌리게 한다. 슬플 때 나타나는 전형적인 행동도 이때 나온다. 고개를 떨구고, 상체를 구부정하게 숙이고, 시선은 아래로 둔 채 눈물을 흘린다. 슬픔에 잠긴 사람은 세상에 무관심하며 음식에도 관심이 없다. 마리가 미각을 상실한 일은 슬픔에 따른 결과다.[1] 자신의 슬픈 감정과 음식의 맛을 무의식적으로 일치시킨 것이다.

그럼 슬픔이 더 강렬할 때는 어떨까? 강렬한 감정은 음식을 먹는 행동을 어떻게 변화시킬까?

강렬한 감정이 식욕을 변화시키는 이유

실험 참가자가 검사실에서 기다리는 사이, 연구 프로젝트 팀장이 다가와 앞으로 실시할 실험 연구를 친절하게 설명했다. 통증이 미각을 인지하는 데 변화를 일으키는지 알아보는 연구다. 피부에 전기 자극이 가해지는 동안, 비스킷의 맛에 점수를 매겨야 한다. 비스킷 접시가 놓이자, 팀장이 참가자에게 구두와 양말을 벗으라고 요구했다. 그러고는 발목에 전기 자극을 줄 예정이며 통증이 생길 수 있지만 영구적으로 손상되지는 않을 거라고 설명했다. 미각을 인지하는 데 영향을 미치려면 전압을 높여야 한다고 덧붙였다.

이런 말을 듣는 순간, 불쾌한 감정을 경험할 수 있다. 근육이 긴장하고, 심장이 두근거리고, 손이 축축해진다. 불안감이 느껴질 수도 있다. 마음 같아서는 자리에서 일어나 검사실을 떠나고 싶다.

통증을 느꼈을 때 생기는 효과를 제대로 평가하기 전에, 전기 자극 없이 비스킷 맛을 느껴 볼 필요가 있으니 우선 마음껏 먹으라고 했다.

이 실험은 미국 사회심리학자 스탠리 샥터가 고안했다. 이 실험의 목적은 무엇일까? 스탠리 샥터는 처음 설명과는 달리, 통증의 효과 자체에는 전혀 관심이 없었다. 심지어 통증이 느껴지기도 전에 실험을 끝냈다. 참가자들은 불안감을 느끼는 상황에서 비스킷을 더 적게 먹었다. 그 결과, 불안감이 식욕을 변화시킨다는 사실을 알아냈다.[2]

심한 불안감은 식욕을 억제해서 음식을 먹지 못하게 한다. 불안감은 심장 박동을 빠르게 하고, 혈관을 수축시키고, 장이 원활하게 운동하지 못하게 한다. 위협 요소에 온통 신경을 쓰다 보니 식욕을 포함한 다른 욕구는 서서히 사라진다. 앞서 이야기한 파브리지오의 경우도 마찬가지다. 불안감에 휩싸여 소파에 누워 지낼 때는 바로 앞에 놓인 초콜릿에 손도 대지 않았다. 머릿속에는 온통 불안한 생각뿐이었다.

다른 감정들도 정도가 아주 심하면 식욕이 사라진다. 아주 기쁜 감정도 마찬가지다. 사랑에 빠진 연인들은 설레는 마음에 배고픈 줄도 모른다. 이런 음식 섭취의 억제는 강렬한 감정의 자연스러운 결과로, 동물에서도 관찰된다.[3] 그러나 강렬한 감정이 음식을 더 많이 먹게 하는 경우도 있다.

왜 매번 다이어트에 실패할까?

스무 살 여대생 파트리치아는 생일 파티에 초대를 받았다. 그날 예쁜 원피스를 입기 위해 그녀는 파티 일주일 전부터 과일과 채소만 먹으며 살을 뺐다.

현대 사회에서 다이어트는 일상이 되었다. 대부분 사람들이 다이어트 경험이 있다. 건강을 위해 체중을 감량하거나 날씬해 보이기 위해 음식을 덜 먹는다. 식사를 최대한 단순화하고, 단백질 셰이크나 닭 가슴살, 고구마만 먹거나, 아예 굶기도 한다.

다이어트의 종류는 많아지고 있으며, 다이어트를 시작하는 나이도 점점 어려지고 있다. 청소년을 대상으로 한 연구에서 여성 절반이 스스로 뚱뚱하다고 느껴 이미 체중 감량을 하려고 다이어트를 시도했다는 결과가 나왔다. 응답자 중 소수만이 자신의 외모에 만족했다.[4]

그러나 다이어트의 효과는 길게 지속되지 않는다. 체중 감량 프로그램에 참여한 사람 대다수가 2년 후에 원래 몸무게로 돌아오거나 오히려 몸무게가 늘었다. 단기적으로는 체중을 감량할 수 있지만, 장기적으로는 체중이 다시 늘어나는 것이 다이어트의 일반적인 현상이다. 파트리치아의 경우처럼 단기간에는 살을 뺄 수도 있지만 장기적으로는 크게 감량하기가 쉽지 않다.

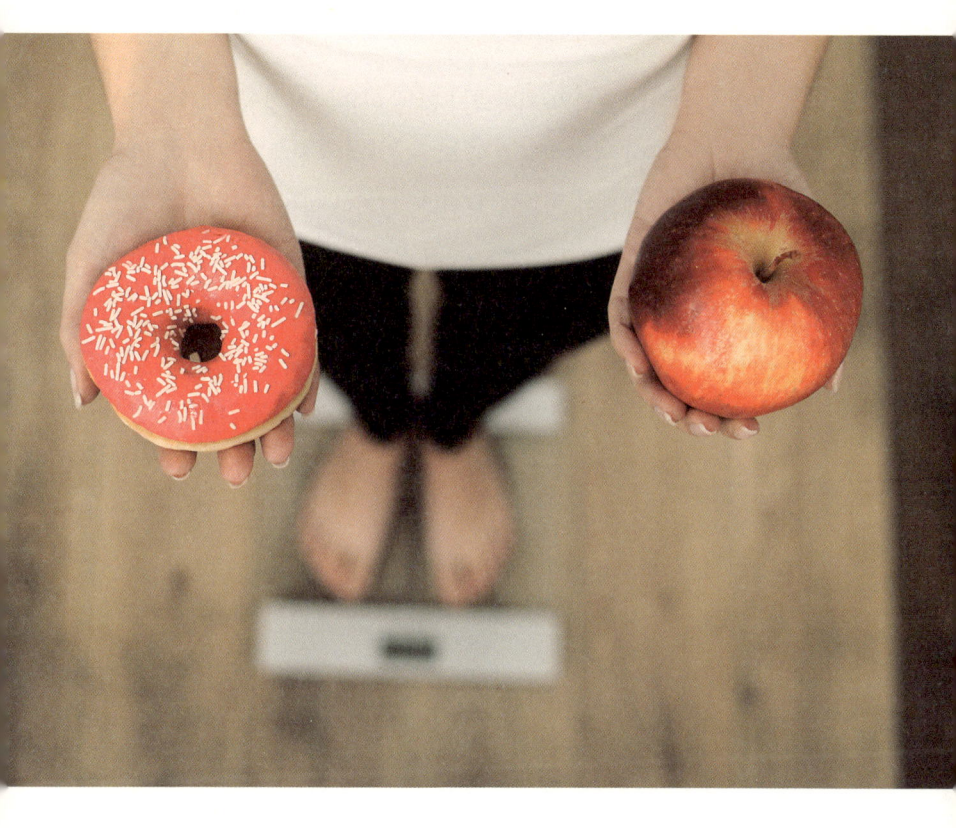

그러나 단기간에 효과를 보게 되면 성공하리라는 희망을 갖게 되어 다이어트를 계속 시도하게 된다. 그러나 장기적으로는 실패하는 경우가 많기에 다이어트 산업은 이에 초점을 맞춰서 발전하고 있다.[5]

그럼 다이어트 효과가 지속되지 않는 이유는 무엇일까? 다이어트를 하는 행동이 원래 체중으로 되돌아가려는 신체적, 심리적 반응을 유발하기 때문인 것으로 보인다. 그러나 다이어트의 진정한 문제는 원래 체중으로 돌아가는 것이 아니다. 다이어트가 섭식 장애를 유발할 수도 있다는 점이 더 큰 문제다.

파트리치아는 생일 파티에서 음식을 한 접시만 먹고 끝낼 수 없었다. 다이어트는 거기까지였다. 몇 주 동안 금식한 상태에서 맛있는 음식을 보자 통제력을 잃었고, 나중에는 배가 너무 불러서 화장실에서 토할 정도였다.

심리적 요인 때문에 다이어트에 실패하는 경우도 있다. 이는 1970년대에 캐나다 심리학자인 피터 허먼과 재닛 폴리비의 연구에서 입증되었다. 앞서 언급한 스탠리 샥터의 실험처럼, 이번에도 실험 참가자들에게 촉각을 자극해서 통증을 발생시키는 것이 맛을 인지하는 데 영향을 미치는지 알아보는 연구라고 안내했다. 이번에도 어싱 참가자들은 통증을 예상하며 불안감을 보였다. 이때 딸기, 바닐라, 초콜릿 아이스크림을 주면서 맛을 평가할 수 있도록 원하는 만큼 먹게 했다.

스탠리 샥터의 실험에서처럼 불안감을 느낀 여성들 중 어떤 참가자들은 적게 먹었지만, 오히려 더 많이 먹은 참가자들도 있었다. 모순처럼 보이는 현상이지만 불안한 상황에서 음식을 더 많이 먹게 되는 것은 행동 양식과 관련이 있다. 허먼과 폴리비는 이 행동 양식을 '억제된 섭식 행동'으로 지칭했다.

음식을 조절하는 여성들은 칼로리를 계산하고 배고플 때도 가능하면 적게 먹으려고 애쓴다. 날씬함을 유지하기 위해 절제한다. 그러나 배고픔은 계속 잠재의식에서 작용하다가, 정서적으로 흥분한 상태에서 정체를 드러낸다. 이때 평소에는 자제하던 행동이 나타난다. 정서적으로 흥분하면 다이어트를 하겠다는 계획이 무산되고 음식을 절제할 수 없게 된다.

이런 효과는 다른 감정을 통해서도 나타난다. 파트리치아의 경우, 즐거운 감정을 느낄 때 이런 효과가 나타났다. 식단을 관리하는 사람은 감정의 영향을 받을 때 통제력을 잃는다. 이전에 강하게 통제했을수록 이런 경향이 더 강해진다.[6] 그리고 다이어트에 실패하면 체중이 증가할까 봐 불안감이 커진다. 그래서 많은 여성이 원래 체중으로 돌아오면 구토를 해서 불안감을 해소하는 거식증과 같은 섭식 장애에 빠진다.

감정은 어떻게 식습관에 영향을 미칠까?

식습관을 변화시키는 감정적인 요소로는 다섯 가지를 들 수 있다. 첫째는 음식 자체에서 느끼는 감정이다. 음식 그 자체가 식습관을 조절하는 감정 반응을 일으킨다. 좋은 맛은 음식을 더 많이 먹게 하고, 맛이 없다면 음식을 덜 먹게 된다.

둘째는 일상적으로 느끼는 감정이다. 기쁨과 슬픔 같은 감정도 먹는 데 영향을 준다. 슬픔은 식욕을 떨어뜨리지만, 기쁨은 더 즐겁게 먹도록 한다.

셋째는 아주 강렬한 감정이다. 강렬한 감정을 갖게 되면 음식을 먹지 못하게 된다. 음식을 먹는 것과 양립할 수 없는 신체적, 심리적 변화와 연결되기 때문이다.

넷째는 과식하도록 자극하는 감정이다. 대개 특정한 식습관과 관련이 있다. 습관적으로 먹는 것을 억제하던 사람이 감정의 영향을 받으면 의도했던 것보다 더 많이 먹는 경우가 있다. 의식적으로 제한하지 않으면 오히려 더 많이 먹게 되는 것이다.

다섯째는 스트레스다. 우리는 스트레스를 더 잘 이겨 내려고 먹기도 한다. 이는 힘든 감정을 달래기 위한 가장 효과적이고 일반적인 방법이다.[7]

감정은 어떻게 다뤄야 할까?

이렇게 먹는 데 영향을 미치는 감정을 어떻게 다루어야 할지 고민하는 사람들도 많다. 사실 감정은 우리가 힘든 상황에 잘 적응하도록 도와준다. 그런데 이 감정 때문에 나중에 후회하기도 한다.

어느 중년 여성이 독일 바이에른주 알프스산맥의 아름다운 호숫가를 따라 차를 운전하고 있었다. 뒷좌석에는 어린 아들과 딸이 타고 있었다. 경치를 구경하려고 도롯가에 차를 세우려는데, 자전거를 타고 지나가던 남자가 사이드 미러를 발로 차서 깨 버렸다. 실업 상태였고 길고 긴 이혼 소송을 하고 있던 여성은 순간적으로 화를 참지 못하고 자전거를 쫓아가 차로 받아 버렸다. 이 사고로 자전거 운전자는 중상을 입었다. 차에서 내린 여성은 피 흘리는 남자의 머리를 움켜잡으며 왜 발로 찼는지 따져 물었다. 이후 여성은 법정에서 자신의 행동을 뉘우치며 사과했지만 결국 구속되었다.[8]

이 여성의 반응을 어떻게 설명할 수 있을까? 실직과 이혼이라는 상황에서 받는 만성 스트레스 때문에 자전거 운전자에 대한 화가 극심한 분노로 바뀐 걸까?

심각하게 부정적인 감정은 참기 힘들다. 불안감 때문에 집 밖을 나서지 못하는 사람도 있다. 슬픔은 우울감으로 바뀌고, 화는 맹렬한 분노로 번질 수 있다. 그러나 파괴성은 감정 자체보다는 감정을 다스리려는 서투른 시도나 짐작에서 나온다. 여성 운전자는 자전거 운전자의 행동에서 굴욕감을 느꼈기 때문에 분노가 폭발했는지도 모른다.

그렇다면 스트레스를 어떻게 다루어야 할까?

감정 조절의 전략은 감정 자체만큼이나 다양하지만, 간단하게 세 가지로 나눌 수 있다.[9]

첫째 전략은 감정이 생기는 과정에서 일찌감치 세워진다. 이 전략의 목표는 감정을 일으키는 사건이나 문제 상황을 변화시켜 보는 것이다. 이때 사건과 거리를 두거나 문제점을 회피하는 게 가장 간단하며, 관심을 주지 않는 것도 한 방법이다. 그러나 때로는 감정을 일으키는 사건에 직접 개입할 수도 있다. 예를 들어 우리 집 앞에 주차하지 말라고 이웃에게 요청함으로써 문제를 해결할 수도 있다. 대화로 갈등 해소를 시도해 볼 수 있다.

그러나 감정을 일으키는 사건은 우리 통제를 벗어날 때가 많다. 이때는 둘째 전략으로 감정 자체에 접근해 보는 게 좋다. 그러면 감정적으로 힘든 사건을 다른 시각으로 볼 수도 있다.

이런 재평가는 고통스러운 감정을 다룰 때 특히 효과가 좋다. 예를 들어 시험을 볼 때 생기는 불안감은 내 인생이 시험에 달린 건 아니라고 생각할 때 다소 누그러질 수 있다.

재평가는 심리 치료에서 감정에 대처하기 위한 전략으로도 사용된다. 예를 들어 우울한 기분은 자신과 주변에 대한 인식을 바꾸고 부정적인 평가를 줄일 때 극복될 수 있다. 우울한 사람들은 종종 자신을 부정적으로 바라보는 탓에 극심한 슬픔을 겪는다.

어떤 감정은 맞서기보다는 피하는 게 더 쉽다. 이 방법이 감정을 다루는 셋째 전략이다. 이 방식의 효과와 의미는 심리학자 제임스 그로스가 독창적인 실험을 통해 입증했다. 그는 한 실험 그룹에 팔을 절단하는 내용이 담긴 짧은 영화를 보여 주면서 감정을 억제하라고 지시했다. 또 다른 그룹에는 같은 영화를 의학적 관점에서 재평가하게 했다.

감정을 억제하라고 지시한 그룹에서는 감정과 관련된 신체 반응이 증가했고, 재평가하라고 지시한 그룹에서는 불편한 감정이 감소했다. 이런 연구들을 통해 제임스 그로스는 감정을 자주 억제

하면 심혈관 질환까지도 일으킬 수 있다고 보았다.[10]

감정을 피하기만 해서는 도움이 되지 않는다

고통스러운 감정을 극단적으로 회피해서 감정을 완전히 상실하면 어떻게 되는지 잘 보여 주는 예가 있다. 40대 후반의 한 여성이 외과 수술 후유증으로 수년간 안면 통증과 두통을 겪었다. 이 여성은 병의 경과와 신체의 고통은 자세히 설명하면서도 감정 부분만 건드리면 말을 잇지 못했다.

의료 사고와 관련한 감정 질문에서 여성은 통증 말고는 아무 느낌이 없고 아주 무기력하다고 대답했다. 의사들의 잘못된 조처에 화가 난다고도 했다. 화와 관련해서 더 자세하게 말해 달라고 했지만 여성은 제대로 표현하지 못했다.

자신의 감정을 표현하거나 내보이지 못하는 현상을 '감정 표현 불능증'이라고 한다. 자신의 감정을 인식하고 표현하거나 다른 신체 감각과 구별하는 데 어려움을 겪는 증상이다. 이런 증상을 겪는 사람들은 상상력이 결핍되는 모습을 보이거나 행동 위주의 사고방식을 보이기도 한다. 감정을 너무 소외시키다 보니, 울거나 웃는 자신의 모습에 때로 놀라기도 한다.

이렇게 자기감정을 소외시키는 원인은 주로 외상을 겪었던 경험에 있다. 어떤 환자는 어린 시절에 유일하게 경험한 인간적인 접촉이 매를 맞는 것이었다고 고백했다. 고통을 받는 상황은 감정을 불편하게 하고, 살아남기 위해 의식에서 감정을 완전히 밀어 내기도 한다. 힘든 감정을 유발한 사건이 점차 희미해지면서 처음에는 견딜 만하다가도 장기적으로는 점점 이해하기 힘들어진다. 그 결과 류머티즘, 고혈압, 관절염 같은 질병과 섭식 장애가 나타난다.[11]

감정을 다루는 방식은 건강에 중대한 영향을 미친다. 고통스러운 감정을 계속 회피하는 것은 바람직하지 않다. 감정 표현을 하지 못하는 환자처럼 감정을 의식에서 완전히 몰아내거나 표현하지 않는 것도 좋지 않다. 감정을 피하는 전략에는 여러 가지가 있다. 예를 들어 생각을 떨쳐 내거나, 행복한 상상에 빠질 수도 있다. 영화나 운동에 몰두하거나, 술과 약물에 의존할 수도 있다. 그러나 이런 활동이 고통스러운 감정을 견디는 데 도움은 되지만 근본적으로 문제를 해결해 주진 않는다. 감정은 다시 생기기 마련이다. 게다가 회피 전략을 계속 활용하면 그 자체로 문제가 될 수 있다. 술과 약물에 더욱 의존하게 되고 음식을 제대로 먹지 못하게 될 수도 있는 것이다.

기분을
좋게 하는 음식

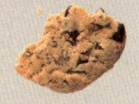

세상과 평화롭게 지내려면
배불리 먹든지 모르핀을 맞아야 한다.

도널드 올딩 헤브

좋은 식사는 기분을 좋게 해 준다.
맛있는 음식을 먹고, 배고픔이 가라앉으면 편안함이 느껴진다.
이런 진정 효과는 왜 나타날까?

　30대 중반인 요한네스는 가구 회사 영업부에서 일했다. 하루에 잠을 자는 시간은 다섯 시간밖에 되지 않았고 종일 회의를 하고, 전화 통화를 하며, 틈틈이 이메일에도 답해야 했다. 휴식은 없었고 늘 스트레스를 받았다. 업무에서 잠시 손을 놓거나 거래처에서 올 전화를 기다리는 사이, 문득 자신이 너무 무리한다는 생각이 들었다. 그에게는 고혈압, 부정맥, 디스크까지 있었다.
　식사도 일만큼이나 극단적이었다. 낮에는 간단하게 초콜릿만 먹거나 시간이 좀 나면 통밀 샌드위치와 사과를 먹었다. 일이 많을 때는 아예 굶었다. 굶주린 상태로 퇴근하면 몇 시간이고 소파에 누워 TV를 보며 엄청난 양의 음식을 먹었다. 치즈, 소시지, 살라미를 얹은 빵, 그리고 스파게티를 세 접시씩 먹었다. 때로는 퇴근길에 케밥, 피자, 감자튀김을 사 들고 왔다.

자정이 지나면 힘겹게 자리에서 일어나 다시 음식을 찾아 부엌을 헤맸다. 초콜릿 같은 간식이 보이면 잠들기 전에 마지막으로 천천히 음미하며 먹었다. 과도하게 식사하면 건강에 좋지 않다는 걸 알지만 이 순간만큼은 행복했다. 이렇게 먹지 않으면 무언가 부족하다고 느껴졌다. 야식은 배고픔을 해결해 주면서 위로와 안도감도 선사했다.

우리를 행복하게 하는 달콤함, 초콜릿

위안을 주는 대표적인 음식인 초콜릿은 적도 근처 열대 우림에서 자라는 코코아 나무의 씨앗에서 추출된다. 18세기에 동식물 분류 체계를 만든 칼 폰 린네는 이 식물을 신의 음식이라는 의미인 '테오브로마'라고 명명했다. 나무줄기에서 바로 열리는 노랗고 빨간 열매들은 모양이 꿀참외와 비슷하다. 이 열매에는 콩만 한 씨앗이 50개까지 들어 있는데, 마야인과 아즈텍인들은 이 씨앗을 말리고 볶아서 암갈색 가루로 가공했다. 이들은 여기서 얻은 음료를 신들을 달래기 위해 바치거나 갓난아기에게 발라 주고, 바닐라와 꿀을 섞어 마시기도 했다.

코코아는 1544년 마야인들이 스페인 왕에게 선물로 바치면서 유럽 문화에 소개되있다. 유럽에서는 처음에 의료 목적으로 사용되었다. 소화기 질환, 통풍, 류머티즘, 치통, 수면 장애, 배뇨 문제 치료에 쓰였다. 코코아를 즐기고 싶을 때는 가루에 우유, 설탕, 향신료를 섞어 가끔 마시는 정도였다.[1]

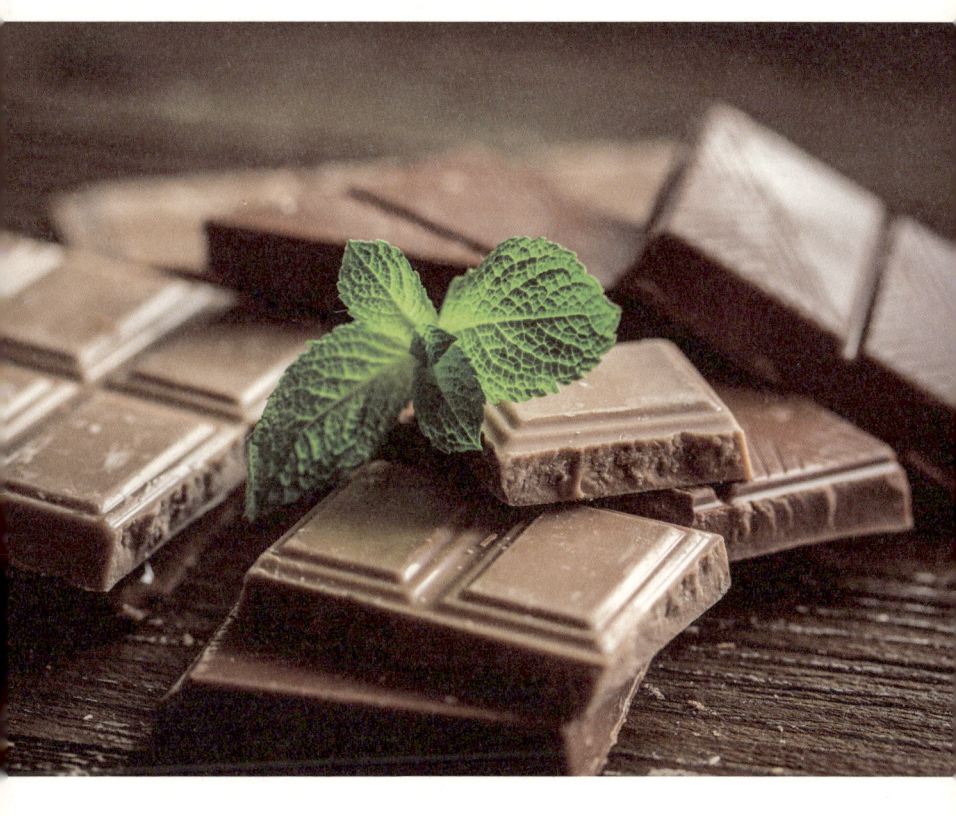

오늘날 우리가 알고 있는 초콜릿 제조 방식은 19세기에 개발되었다. 코코아 가루, 코코아 버터, 설탕, 우유가 특수 제작된 기계에서 혼합되는데, 예전에는 72시간 걸렸던 이 과정이 요즘에는 24시간으로 줄어들었다. 이런 수고를 통해서 나온 결과물이 우리가 가장 사랑하는 초콜릿이다. 기분이 좋아지고 싶을 때 초콜릿만 한 음식도 없다. 보통 일주일에 초콜릿을 하나 정도 먹게 되지만, 아주 좋아하는 사람들은 하루에 몇 개씩 먹기도 한다.[2]

그렇다면 초콜릿의 매력은 무엇일까? 코코아에 함유된 물질의 달콤 쌉싸래한 특유의 맛 때문일까? 먹을 때 느껴지는 독특한 식감 또는 입 안에서 살살 녹는 특성 때문일까? 아니면 초콜릿이 뇌에서 '행복 호르몬' 분비를 촉진하는 걸까?

초콜릿은 마약처럼 중독성이 강할까?

코코아에는 풍부한 향료뿐만 아니라 향정신성 물질[*] 도 들어 있다. 페닐에틸아민, 티라민, 세로토닌과 같은 신경 및 혈관을 자극하는 아민류의 물질, 아미노산인 트립토판, 대마초와 유사한 방식으로 뇌에서 작용하는 아난다미드, 특히 각성제인 카페인과 테오브로민이 함유되어 있다. 따라서 초콜릿이 마약과 유사한 작용을 한다는 사정도 어느 정도 일리가 있다.

한 실험에서 참가자들에게 코코아가 든 알약을 삼키게 했다. (코

---

*   습관성, 또는 중독성이 있어 정신 기능에 영향을 미치는 물질이다.

코아의 양은 다크 초콜릿 바의 절반 정도) 한 시간 후에 이들의 감정 상태를 조사했다. 코코아를 먹은 참가자들은 기분이 뚜렷하게 좋아졌다. 같은 양의 카페인과 테오브로민을 섭취한 후에도 거의 같은 효과가 났다.[3]

코코아에 함유된 각성제는 확실히 기분 개선에 도움을 준다. 그러나 이것만으로는 초콜릿이 주는 진정 효과를 완전히 설명하지는 못한다. 코코아 함량이 높은 초콜릿 종류에서조차 향정신성 물질의 농도는 아주 낮기 때문이다. 그래서 커피를 마실 때와 비슷한 효과를 보려면 엄청난 양의 초콜릿을 먹어야 한다. 커피 한 잔에만 밀크 초콜릿 바를 세 개 반 합쳐 놓은 양의 카페인이 들어 있다.[4]

음식이 마약이나 향정신성 약물처럼 작용할 수 있다는 이론은 다른 연구에서도 나온다. 미국 신경학자 리처드 우트만은 고탄수화물 식사 후에 트립토판이라는 특정 아미노산이 뇌에 더 많이 도달하는 걸 발견했다. 트립토판은 세로토닌의 화학적 전 단계로, 탄수화물을 섭취하면 뇌에 더 많은 세로토닌이 생긴다. 세로토닌은 배고픔, 통증, 수면, 특히 기분에 중요하게 작용하는 전달 물질이다. 우트만은 과자나 그 밖의 고탄수화물 식품이 뇌의 세로토닌 수치를 높여서 기분이 좋아지게 만들기 때문에 인기가 있다고 보았다.

그의 이론은 아주 유명해져서 이를 이용한 TV 광고도 있었다. 한 제과업체에서 자사의 과자를 먹으면 '행복 호르몬'인 세로토닌이 분비된다고 광고했다. 그러나 문제는 세로토닌 가설이 동물 실험에서만 효과가 있었고, 사람을 대상으로 한 연구에서는 명확한 결과를 얻지 못했다는 점이다. 실험 결과, 고탄수화물 식사가 스트레스를 완화할 수는 있지만, 이런 효과는 특히 스트레스에 취약한 사람에게서만 관찰되었다.

이 이론의 결정적 한계가 또 있다. 음식에 들어 있는 단백질의 양이 5%만 넘어도 혈액 내 트립토판의 증가를 방해한다. 그래서 단백질이 함유된 식사는 세로토닌이 주는 행복을 보장하지 못한다. 즉 우리가 아무리 고탄수화물 식품이나 초콜릿을 먹는다고 해도 단백질 함량이 5%가 넘기 일쑤여서 일상에서 세로토닌의 효과를 보기 힘들다는 것이다.[5]

초콜릿과 그 밖의 위안을 주는 음식에서 향정신성 물질이나 뇌의 세로토닌 증가로 인한 진정 효과는 아주 미미하다. 이는 초콜릿 성분이 혈류와 뇌에 도달하기 훨씬 전부터 이미 기분이 좋아진다는 사실만 봐도 알 수 있다.

즐겁게 먹으면 걱정이 줄어드는 이유

파리 시내를 산책하다가 초콜릿 상점 앞을 지난 적이 있었다. 현관에 붙은 자그마한 황동색 표지판에는 한때 베르사유 궁전에도 납품했던 가게라고 적혀 있었다. 나는 안으로 들어가 프랄린 한 봉지를 사서 맛보았다. 다크 초콜릿을 입힌 프랄린은 혀 안에서 세 가지 맛의 드라마를 펼쳐 보였다. 처음에는 강렬하게 달콤한 맛이 느껴지더니, 이내 대조되는 쌉싸래한 맛이 났고, 그다음에는 프랄린 속이 터지면서 새콤한 과일 크림이 나와 마지막을 장식했다. 프랄린을 하나씩 먹을 때마다 행복감이 배가되었다.

맛있는 음식이 주는 즉각적인 감정은 극심한 스트레스도 해소할 만큼 강하다. 예방 접종 때 심하게 우는 아기들에게 설탕물 몇 방울만 혀에 묻혀 줘도 금세 진정된다. 단맛은 공갈 젖꼭지보다 더 효과적으로 통증을 완화한다. 아마도 단맛이 아편류 진통제처럼 통증을 완화하는 물질을 뇌에서 분비하도록 자극하기 때문인 것 같다.

이와 비슷한 현상을 성인에게서도 볼 수 있다. 한 실험에서 어린 소년이 아버지의 죽음을 접하는 영화 장면을 보여 주었다. 이 장면을 본 참가자들은 금세 슬픈 기분에 사로잡혔다. 그러나 초콜릿을 5g 정도 먹고 나자, 다시 기분이 좋아졌다. 이들의 반응은 주사를 맞은 아기가 설탕물 몇 방울을 먹고 울음이 줄어든 경우와 비슷했다. 스트레스 감소 효과의 결정적 요인은 초콜릿의 좋은 맛에 있었다. 맛이 좋지 않은 초콜릿을 먹은 참가자들은 슬픈 상태에 머물렀다.[6]

또 다른 실험에서는 참가자들에게 컴퓨터 화면에 신호가 나타나면 가능한 한 빨리 키보드를 누르게 했다. 키보드를 빨리 누르면 초콜릿을 받았다. 참가자들은 보상을 받으려고 키보드를 최대한 많이 눌러 댔다.

그러나 갑자기 주변이 시끄러워지자 실험 참가자들은 스트레스를 받았다. 긴장되고 짜증도 났지만 맛있는 초콜릿을 먹고 잠시나마 스트레스를 잊은 덕분에 더 열심히 키보드를 눌렀다. 이번에도 이런 진정 효과는 초콜릿이 맛있을 때만 나타났다. 또 다른 그룹에는 유기농 전문점에서 파는 초콜릿 대용 식품인 캐롭을 제공했다. 참가자들은 맛이 덜한 캐롭을 얻으려고 열심히 키보드를 두드리지는 않았다.

맛있는 음식의 근본적인 효과는 신시내티 대학 실험에서 입증되었다. 이 실험에서는 실험용 쥐들을 두 그룹으로 나누어 한 그룹에는 매일 두 번씩 단 음식을 주었고, 다른 그룹에는 늘 먹던 실험실 사료를 제공했다. 그리고 2주 후, 쥐들에게 스트레스를 받게 했다. 단 음식을 먹은 쥐들은 상당히 낮은 스트레스 반응을 보였다. 이들의 내분비계는 스트레스 호르몬을 덜 분비했고, 심장 박동도 그다지 빠르지 않았으며 행동도 더 차분했다. 이렇게 스트레스가 감소한 원인은 맛에 있었다. 열량이 없는 음식도 단맛만 있으면 스트레스 반응을 완화했기 때문이다.

그 이외 미각 자극 없이 포도당 주입으로 열량을 공급하는 실험도 해 보았으나 효과가 없었다. 뇌 연구 결과, 맛은 스트레스를 처리하는 중심 역할을 하는 뇌 구조인 편도핵 활동을 변화시킨다는 것을 알 수 있었다.[7]

맛있는 음식을 통해 스트레스가 줄어드는 현상은 생물학적으로 고정된 현상으로 동물에서도 관찰된다. 그러니 인간은 음식을 통한 이런 진정 효과를 더 높일 수도 있다.

기억을 먹다

어느 늦은 저녁, 우연히 들어간 식당의 '오늘의 메뉴'는 '치킨 프리카세'였다. 어린 시절 이후로 …… 한 번도 먹지 못한 요리였다. 메뉴판에서 이 요리를 보는 순간, 오늘 저녁 메뉴는 이거라는 생각이 저절로 들었다. 음식을 주문하고 기다리는 사이, 어머니와 함께 살았던 보스턴 집이 떠올랐다. 어머니와 둘이서 식사했던 자그마한 주방이 눈에 선했다. 그때 종업원이 다가와 치킨 프리카세의 재료가 떨어졌다고 했다. 사실 별일 아니었지만 …… 갑자기 하늘이 무너져 내리는 듯한 기분이 들었다. 캘리포니아에서 지진으로 2만 명이 희생되었다는 뉴스도 이보다 더 충격적이지는 않을 것 같았다.[8]

미국 소설가 폴 오스터 작품 《달의 궁전 *Moon palace*》의 주인공 마르코 스탠리 포그는 음식에 관련된 기억이 주는 익숙한 안정감에 관해 설명했다. 맛과 향, 그리고 당시 기억이 느닷없이 떠오른다. 감자 껍질을 벗기시던 할머니 손이 지금도 눈에 선하고, 야외 수영장에서 먹던 오렌지 아이스크림 맛이 입 안에서 느껴진다. 봄에 엘더플라워[*]를 따서 어머니에게 가져다주면, 어머니는 이를 팬케이크 반죽에 넣고 뜨거운 기름에 구워 냈다. 우리는 현관 계단에 앉아 팬케이크에 설탕을 뿌려 먹었다. 더운 여름날 오후에는 딸기 우

---

[*] 주로 약용으로 쓰이는 식용 식물

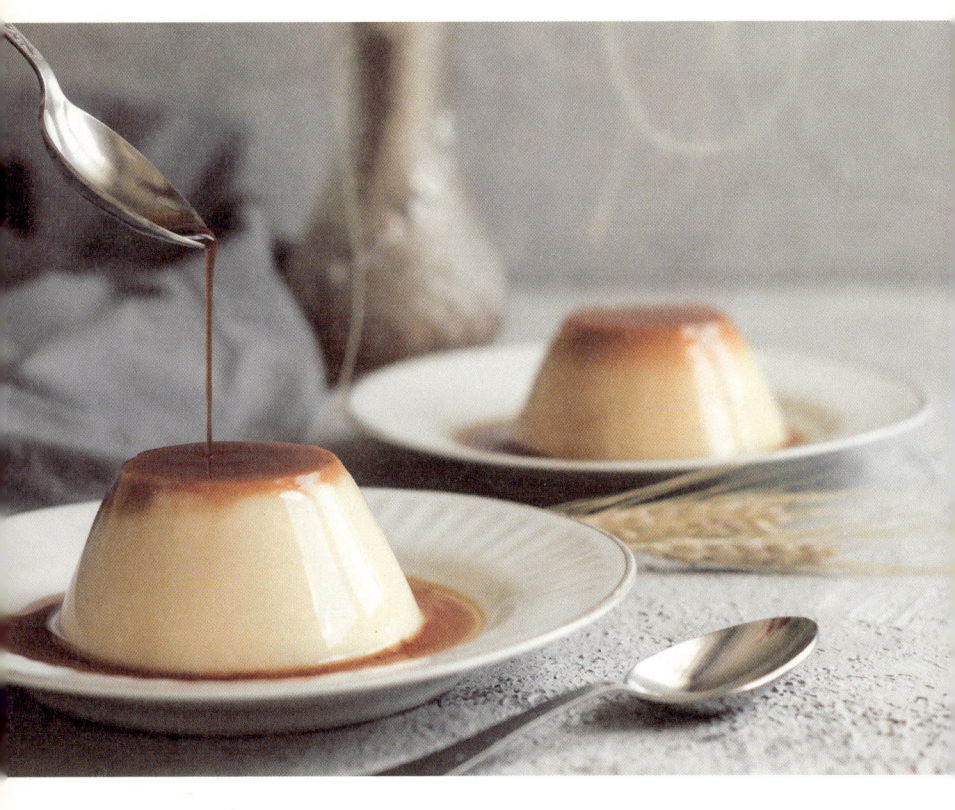

유를 마셨다. 가을에는 밭에서 감자를 캐 구워 먹었고, 겨울이면 TV를 보며 뜨거운 바닐라 푸딩을 먹었다.

이런 경험에 감정이 가득 묻어 있으면 특히 더 오래 기억에 남는다. 이런 기억의 흔적은 당시 먹었던 음식을 먹거나, 또는 상상만 해도 다시 떠오른다.

캐나다 심리학자 버나드 라이먼은 참가자들을 모아 '등심', '구운 호박', '캐러멜 푸딩' 같은 단어들을 읽은 뒤, 떠오르는 생각을 모두 기록하는 실험을 했다. 연상 작용이 얼마나 다양했는지 내용 정리에 열네 개의 범주가 필요했다. 대부분은 음식과 직접적인 관련이 없었다. 주로 사람, 장소, 사건, 날씨, 계절, 과거와 미래, 그리고 감정에 관한 내용이었다.[9]

뇌는 관련된 사건을 연결해서 기억에 저장한다. 이렇게 해서 신경 섬유의 다발 뭉치인 연상 네트워크가 생기는데, 그 접점에 감정, 기억, 장면과 기타 정보들이 저장된다. 접점에 자극이 가해지면 유사한 접점으로 자극이 퍼져 간다.

그래서 과거 상황을 자극하면 그 상황에 대한 기억을 불러일으킨다. 오래된 학교를 보면 당시 받았던 수업이 떠오른다. 칠판에 글씨를 쓰는 선생님도 갑자기 다시 눈앞에 보인다. 이런 방식으로 위안을 주는 음식들은 소속감과 안정감을 느끼게 해 주고, 외로움도 달래 준다.[10]

몇 년 전, 텍사스주 사법 당국이 교도소에서 처형된 일부 수감자들의 마지막 식사를 공개했다. 사형수들이 선택한 메뉴는 일반

식당 메뉴와 비슷했다.

사형수들이 선택한 메뉴들

치즈 버거, 스테이크, 페페로니 피자, 스크램블드에그, 구운 닭

사과, 오렌지, 바나나, 코코넛, 복숭아

타코, 엔칠라다*, 토스타다**, 양파, 할라페뇨

초콜릿 밀크셰이크, 우유

사형수들이 선택한 메뉴는 평소에 그들이 즐겨 먹었던 음식이었다. 치즈버거가 가장 인기 있었다. 음식 조리법에 대한 주문도 분명했다. 스테이크는 너무 두꺼우면 안 되고, 빵에는 녹인 버터를 발라야 하고, 구운 닭은 껍질을 벗겨야 했다. 교도소 요리사는 이것이 사형수들이 특히 행복했던 어린 시절 기억과 관련된 음식들이라고 밝혔다.

사형수의 마지막 식사는 감정과 연관된 식사의 극단적인 모습이라고 할 수 있다. 이 식사에서는 특별한 음식과 관련된 기억의 역할이 중요하다. 그런데 다가올 죽음을 잠시나마 잊을 만큼 음식의 맛과 기억이 그렇게 강렬할까? 모를 일이다.

---

*   고기가 든 토르티야에 매운 소스를 곁들인 멕시코 음식
** 튀긴 토르티야에 여러 가지 토핑을 얹은 음식

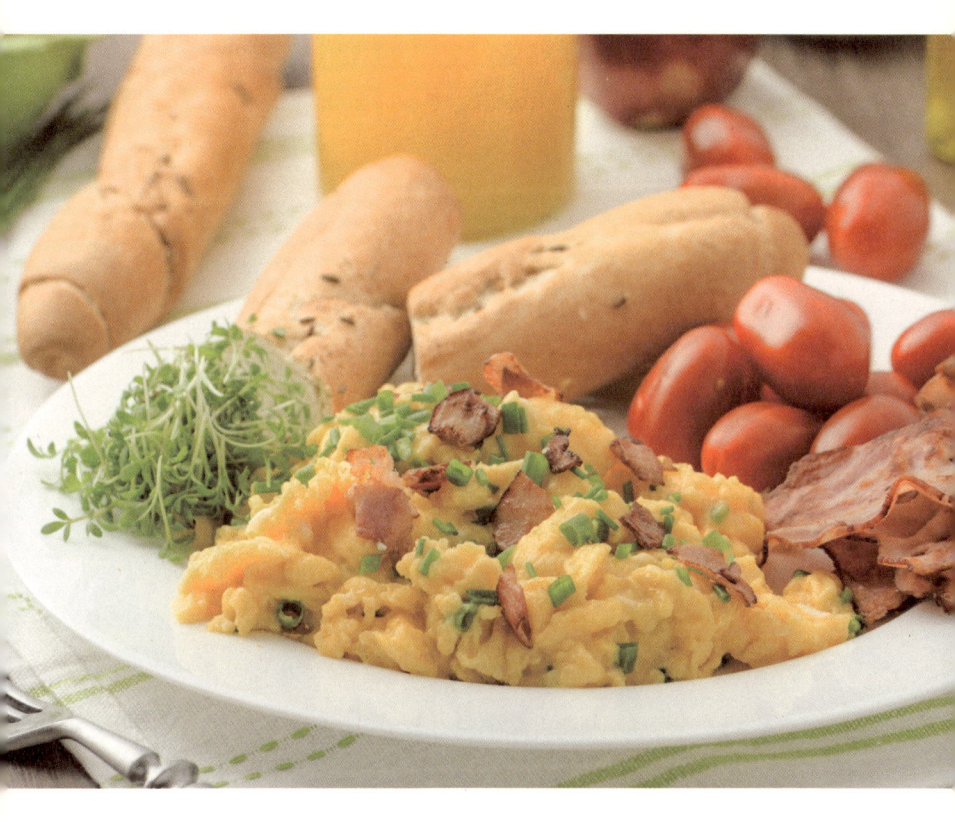

사형수의 마지막 식사 의식은 어쩌면 삶과 죽음을 결정하는 판사를 위로하기 위해 마련된 건 아닐까. 사형수들이 복수의 화신으로 돌아오지 않도록 달래려는 목적에서 말이다.[11]

어찌 되었든 좋은 맛과 음식이 불러일으키는 행복한 기억만이 진정 효과를 가져오는 건 아니다. 음식에는 감정적으로 효과적인 또 다른 특성이 있다.

맛있는 음식이 주는 위로

예니는 여섯 시에 일어나 아침 식사를 준비하고 아이들을 깨웠다. 식사가 끝나면 아이들을 유치원과 학교에 데려다준 뒤, 식당에 출근해서 청소와 설거지를 했다. 나머지 생활비는 기초 생활 생계 급여로 충당했다. 예니의 일상은 단조롭고 스트레스로 가득했다. 그러나 곧 이렇게 아등바등해 봤자 소용없다는 생각이 들었다.

예니는 어릴 때부터 부모 도움 없이 혼자 모든 걸 해야 했다. 그러다 혼란스러운 일상과 가족에게서 벗어나고 싶어 학교를 자퇴하고 결혼했다. 그러나 남편은 술만 마셨고, 둘째가 태어난 뒤에는 집을 나가 버렸다. 생활비조차 주지 않았다. 다시 혼자 남은 예니에게는 아무런 희망이 없었다. 저녁에 지친 몸으로 거울 앞에서 옷을 갈아입을 때면 자신의 몸에 경악했다. 몇 년 전부터 몸이 거의 두 배로 불어났다. 그러나 음식이라도 많이 먹지 않으면 이런 생활을 견딜 수가 없었다.

이런 문제는 예니만 겪는 게 아니다. 고열량 음식으로 스트레스를 해소하는 사람들이 꽤 많다.

한 연구에서 여성 참가자들에게 초콜릿 여러 개와 사과 한 봉지, 그리고 입구를 봉한 봉투 한 묶음을 주고 집에 가져가게 했다. 며칠 동안 배가 고플 때마다 봉투 중 하나를 열어 보게 했다. 봉투에는 사과나 초콜릿 중 무엇을 먹어야 하는지 지시 사항이 들어 있었다. 참가자들은 음식을 먹기 전과 후에 어떤 기분이 드는지 등급을 매겼다. 초콜릿이든 사과든 상관없이, 먹고 난 후에 기분이 더 좋아졌다. 그러나 한 시간이 지나자 초콜릿을 먹은 사람들은 사과를 먹은 사람들보다 기분이 더 좋다고 평가했다.[12] 좋은 기분이 더 오래 유지되었다. 이는 초콜릿 열량이 사과보다 몇 배나 높기 때문이었다.

고열량 음식이 주는 기분 좋은 효과는 성인보다 어린이에게서 더 잘 관찰된다. 어린이들은 고열량 음식에 거부감이 없기 때문이다. 한 연구에서 2세에서 5세 정도 되는 어린이들에게 요구르트를 제공하면서 매번 열량과 맛에 변화를 주었다. 그러자 어린이들은 고열량 요구르트를 더 선호했다.

고열량의 영양소가 공급되면 직접 음식을 먹지 않아도 기분이 좋아진다는 연구 결과도 있다. 벨기에 루뱅 대학교의 한 실험에서 참가자들이 슬픈 영화 장면을 보는 동안, 참가자들 모르게 위장에 지방을 주입하였다. 지방 분자가 유입되자 참가자들의 슬픈 기분이 완화되었다. 위벽에서 열량이 공급되었다는 신호가 뇌에 전달되며 금방 기분이 좋아지게 되는 것이다. 그래서 감자튀김, 피자,

초콜릿처럼 열량이 높은 음식들이 위안을 준다.[13]

고열량 음식은 내분비계에도 다양한 영향을 미친다. 스트레스를 받으면 부신 피질에서 코르티솔 같은 호르몬이 분비되어 신체가 스트레스에 대처하도록 돕는다. 호르몬 반응은 시상 하부, 뇌하수체, 부신 피질이 관여하는 복잡한 제어 회로에 속한다. 미국 생리학자인 메리 달만은 스트레스 발생에 결정적인 이 제어 회로가 음식 섭취와도 관련 있다고 주장했다.

달만은 실험용 쥐들의 이동을 제한해서 불편한 상황에 몰아넣었다. 쥐들은 지속적으로 심한 스트레스에 무기력하게 노출되었다. 스트레스 단계 후에는 쥐들에게 표준 사료 또는 돼지기름과 설탕이 든 변형 사료를 주었다.

스트레스를 받은 쥐들은 달고 기름진 사료를 상당량 먹었고, 호르몬 때문에 생겼던 스트레스 반응도 현저히 감소했다. 고열량 음식은 스트레스를 발생시키는 주요한 호르몬 과정에 영향을 준다. 코르티솔이 분비되는 부신 피질과 호르몬 분비를 조절하는 뇌 구조 사이에 상호 작용이 이루어지기 때문이다. 설탕과 지방은 호르몬 때문에 생기는 스트레스 반응은 완화시켰지만, 쥐들의 체중은 눈에 띄게 늘어났다.[14]

복지 사회에서는 형편이 어려운 사람들이 스트레스 완화를 위해 고열량 음식을 섭취할 가능성이 크다. 예니처럼 사회적 지위가 낮은 여성들은 과체중 위험에 노출되어 있다. 이들은 상위 계층 여성보다 비만 가능성이 두세 배나 높다. 최저 생계비로 사는 여성들은 자신의 통제를 벗어난 지속적이고 심각한 스트레스 요인에 쉽게 노출되기 때문이다. 단 음식과 고지방 음식은 이런 스트레스 대처에 도움이 되기는 하지만 이런 음식을 계속 섭취하다 보면 체중이 급속도로 증가할 수밖에 없다.[15]

예민함을 줄여 주는 포도당

음식이 주는 진정 효과는 다양하다. 좋은 맛, 기억 유발, 기분, 영양소가 내분비계에 미치는 영향 외에 또 다른 특징이 있다. 이 특징은 1970년대 캐나다 민족학자 랄프 볼튼이 페루 안데스산맥에 있는 작은 마을에서 행한 연구를 통해 발견되었다. 그는 시의회 기록물을 검색하던 중 충격적인 사실을 발견했다. 이 지역 성인 인구의 절반 이상이 직간접적으로 살인이나 과실 치사에 연루되어 있었던 것이다. 살인 사건 발생률이 지구상의 어떤 지역보다 높았다.

이 지역 원주민들은 왜 이렇게 쉽게 싸움에 휘말릴까? 이들의 높은 공격성은 어떻게 설명될까? 당시 학계에서는 원주민들의 '나쁜 성품'이나 타고난 성격적 특성 탓이라고 섣부른 결론을 내놓았다. 하지만 볼튼의 생각은 달랐다. 볼튼은 이들이 처한 열악한 생활 조건과 관련된 복잡한 체계에서 원인을 찾았다. 극단적인 더위와 추위, 고산 지대이기에 생기는 산소 부족, 높은 인구 밀도, 영양실조, 코카 잎을 씹는 습관을 원인으로 들었다. 그리고 생리학적인 문제도 있었다. 볼튼은 원주민들의 혈당이 낮을수록 더 공격적으로 행동한다는 사실을 알아냈다.[16]

포도당은 인체의 중심 에너지 수송체이며 뇌에서 가장 중요한 에너지원이다. 하루에 연소하는 양은 120g으로, 포도당 25t(티스푼)에 해당한다. 이러한 포도당의 주요 기능 중 하나가 충동 조절 능력이다.

자기를 통제하는 기술은 목표 지향을 위한 전제 조건이다. 악기를 배우려면 음계를 연습하고, 건강해지려면 숲을 걸어야 하듯 장기적 목표를 달성하기 위해 귀찮지만 중요한 행동을 하게 한다. 한편으로 처음에는 유쾌하지만, 장기적으로는 해로운 행동을 통제하는 데도 도움이 된다. 즉 금연할 때 담배를 피우고 싶은 충동을 억제하거나, 체중 감량을 시도할 때 많이 먹고 싶은 유혹을 물리치도록 돕는다.[17]

그러나 뇌에 일시적으로 포도당이 충분히 공급되지 않으면 이런 조절 능력이 제한된다. 혈당치가 낮을 때 공격적 반응이 많이 나타나는 현상도 이 때문이다. 식사를 건너뛰는 것만으로도 같은 효과가 나올 수 있다.

한 실험에서 학생들에게 아침과 점심으로 저열량 식사를 주었다. 늦은 오후가 되자, 학생들은 허기졌고 긴장감과 짜증도 생겨났다. 이때 소음으로 스트레스를 유발하자, 학생들은 심하게 화를 냈다. 열량이 충분한 식사를 한 학생들은 그렇게 흥분하지 않았다. 이를 통해 뇌에 포도당 공급이 충분할 경우, 공격적 충동을 통제하기가 더 쉽다는 것을 알 수 있었다.

아이들에게 수업 후에 공격적인 컴퓨터 게임을 하게 했더니 실제로 공격적 행동 경향이 높아졌다. 그러나 게임 전에 고당도 레모네이드 한 잔을 마시게 하자, 공격성이 줄어들었다.[18]

음식은 기분을 완화해 주는 특별한 수단이다. 효과가 빠르고, 쉽게 이용할 수 있고, 사회적으로 용인되며 합법적이다. 부작용은 과도하게 섭취하고도 한참 시간이 지나서야 나타난다. 정서적으로 이렇게 효과적인 특성을 가진 물질이나 활동은 없다.

음식이 가져오는 신체적, 정신적 반응

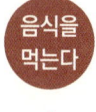

음식을 먹는다

- 즐거운 기분이 든다
- 그 음식과 연관된 행복한 기억이 떠오른다
- 위에서 영양소를 감지한다
- 에너지가 공급된다
- 향정신성 물질이 주입된다
- 스트레스 호르몬이 줄어든다

마음이 진정된다

좋은 맛을 느끼는 것만으로도 이미 스트레스가 줄어든다. 예전에 유쾌하게 식사를 했던 기억은 이런 효과를 높인다. 식사를 마치면 열량이 함유된 영양소가 기분을 좋게 해 주고, 스트레스 반응을 약화한다. 뇌에 포도당이 공급되면서 자기 통제가 촉진된다. 때로는 코코아에 함유된 카페인처럼 향정신성 물질의 효과까지 더해진다. 음식의 진정 효과가 강할수록 몸에서 이러한 기능이 더 많이 작동하고 효과도 좋다.

흔히 위안을 주는 음식 중에는 초콜릿이 대표적이다. 초콜릿은 앞에서 말한 모든 기능을 갖추고 있다. 즉 맛이 좋고, 영양소도 풍부하고, 소량의 향정신성 물질도 함유하며, 행복한 기억과 관련된 경우도 많다.

그래서 사람들은 정서적으로 힘들 때 초콜릿을 많이 찾는다. 그러나 진정 효과는 맛과 열량을 지닌 다른 음식에서도 찾아볼 수 있다. 코코아와 향정신성 물질이 함유되지 않은 과자들도 인기가 있다. 예를 들면 견과류가 든 쿠키, 아몬드 과자 등 특별히 맛이 좋고 영양소가 풍부한 과자에도 진정 효과가 있다.

감정적으로
먹는 사람

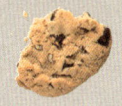

근심과 탄식은
한 사람을 온통 집어삼킨다.

윌리엄 셰익스피어

어떤 이들은 스트레스를 견딜 때만 가끔 먹는다.
어떤 이들은 습관처럼 먹고,
또 스트레스를 받으면 너무 많이 먹어서 섭식 장애와 비만을 겪기도 한다.
왜 사람마다 다르게 먹는 걸까?

2010년 9월 4일 아침, 뉴질랜드 크라이스트처치에서 지진이 발생했다. 이 지진으로 주택과 도로가 무너지고, 홍수가 났으며 정전으로 피해가 생겼다. 일주일 동안 200차례 이상 발생한 여진으로 시민들은 공포에 떨었다. 두통, 피로, 악몽에 시달린 시민들은 안정을 찾지 못했다.

지진 발생 전, 관청에서는 여성들의 건강 상태를 조사했다. 그리고 지진이 일어난 몇 주 뒤에 다시 조사해 보니, 여성들은 지진 전보다 음식을 더 많이 먹었다. 정서적 부담을 이겨 내는 데 음식의 위안 효과가 도움이 된 것이다.[1]

이런 유형을 '감정적 섭식 행동' 또는 '감정 섭식'이라고 표현한다. 핵심은 우리가 특정한 감정 때문에 먹는다는 사실이다. 감정 섭식은 큰 재난 같은 주요 감정적 스트레스 상황뿐만 아니라 일상에서도 관찰된다. 시험 스트레스, 시간 압박, 직장 동료와 생기는 갈등, 외로움, 우울감 등이 그 예다.² 이런 현상은 널리 퍼져 있어서 음식을 표현할 때도 종종 쓰인다. '기분 전환용 음식', '우울할 때 먹는 음식', '위로를 주는 음식' 등으로 말이다.

문학 작품에도 음식에서 위안을 찾는 인물들이 등장한다. 발자크의 《사촌 퐁스》의 퐁스는 사랑받지 못한다고 생각하며 음식에 빠져들었다. 네덜란드 작가 레온 드 윈터의 소설 속 주인공인 펠릭스 호프만은 불면증에 시달렸다. 그래서 밤에 TV를 보거나 신문과 잡지를 읽으면서 엄청나게 먹었다. 프라하 주재 네덜란드 대사인 주인공은 낡은 건물의 다락방에서 우연히 발견한 스피노자의 《지성교정론》을 읽으면서, 지성과는 어울리지 않게 철갑상어 알, 푸아그라, 프로슈토, 멜론, 소금에 절인 청어를 먹었다. 그러고는 샴페인, 보졸레 와인, 보드카를 들이켜서 음식으로 가득한 식도를 씻어 내렸다. 펠릭스가 계속 먹어 댄 이유는 어린 나이에 암으로 사망한 딸을 잊기 위해서였다.

감정 섭식은 해롭지 않은 습관일 수도 있으나, 섭식 장애에 해당될 수도 있다. 심리 치료사들은 예전부터 음식으로 스트레스를 해소하려다가 비만이 된 환자들을 보고해 왔다.³

스트레스를 받으면 일단 먹는다

점심시간에 발터는 마트에서 햄 샌드위치를 산 뒤, 식품 진열대를 한 바퀴 돌았다. 체격이 큰 발터는 도둑고양이처럼 날렵하게 진열대 사이를 돌아다녔다. 버터와 치즈, 훈제 소시지와 살라미, 커피와 차, 마지막으로 과자 진열대에 이르렀다. 발터는 몸을 숙여 세일 품목을 확인한 뒤, 과일 젤리 세 봉지를 집어 들었다.

햄 샌드위치는 사무실로 돌아가는 길에 먹었다. 젤리는 사무실 책상 서랍에 넣어 두었다. 그러다 다시 서랍 속 과자 저장고를 보는 순간, 거부감이 일었다. 원래는 이런 과자를 전혀 좋아하지 않았다. 발터는 다시 업무에 열중했다. 전자 제품 도매상점의 회계 부서에서 일하는 발터는 거래처와 전화 통화를 하고, 업무도 처리했다. 그러나 사실 그는 이 일을 좋아하지 않았다. 최근 구조 조정을 한다는 소문이 돌면서 회사 내 분위기가 살벌해진 것도 마음에 들지 않았다.

발터는 일에 집중하지 못한 채 계속 취미 생각만 했다. 취미에 몰두할 수 있는 삶을 동경했다. 아마추어 극단에서 연극을 했고 회사 축제에서는 발표도 했다. 큰 체격과 울림 있는 목소리 덕분에 그는 배우처럼 보였다. 그런데 지금은 책상에 앉아 매일 먹기만 한다. 만족스럽지 않은 삶이 그를 조금씩 갉아먹었다. 이제 겨우 마흔다섯 살인데 벌써 은퇴를 꿈꾸고 있다.

오후에 상사가 면담을 요청하자 발터는 압박감을 느꼈다. 일상적인 이야기를 하는 면담일까? 아니면 구조 조정의 희생자가 되는 걸까? 월급을 깎으려는 걸까?

이때 발터는 책상 서랍을 열었다. 열기만 해도 마음이 진정되고 기분이 좋아졌다. 그리고 과일 맛 젤리를 입에 넣는 순간, 온몸에 행복감이 퍼졌다. 뇌의 저 구석에서 몸에 좋지 않다고 조용히 알려 왔지만 무시했다. 욕구가 의구심을 저 뒤로 밀어 버렸다. 과일 맛 젤리 한 봉지, 땅콩 반 봉지, 초콜릿 한 개를 먹어 치우자 면담에 대한 두려움도 사라졌다.

발터는 이러한 식습관이 위험하다는 걸 오래전부터 알았다. 그는 고혈압, 천식, 허리 통증에 시달렸고, 2년 전에는 순환기 장애로 쓰러져 다치기도 했다. 이 사고로 정신이 번쩍 들었다. 그래서 그룹 다이어트를 통해 몇 달 동안 유동식만 먹으며 30kg 이상 감량했다. 몸은 가뿐해졌지만 뭔가 부족하다는 불안감도 느꼈다. 그래서인지 1년이 지나자 원래 체중으로 돌아왔다. 발터는 새로운 체중 감량 프로그램을 시작했다. 영양사와 면담하면서 목표 체중을 세우고 개별 식단표를 받았다. 의사는 신진대사 촉진 주사를 놓아 주었다. 발터는 다시 체중을 감량했지만 1년 후에 또 원래 체중으로 돌아왔다. 그러자 이번에는 민간요법 치료사에게 주스 요법을 처방받았다. 몸에는 좋았지만, 체중에는 영향을 주지 못했다.

발터의 체중은 최고치인 140kg에 이르렀다. 하지만 그의 기분은 완전히 바닥이었다. 고열량 음식을 조절하지 못하는 힘든 나날들이 이어졌다. 식습관을 바꾸지 못했고, 한때 성공했던 체중 감량도 유지해 나가지 못했다. 젤리가 계속 그를 방해했다. 발터는 오랜 기간 금욕하기가 힘들었다. 특히 성탄절이나 생일 파티 때, 그리고 휴가지를 갔을 때 맛있는 음식을 포기할 수 없었다. 발터는 이렇게 고생하며 다이어트를 할 가치가 있는지 의심하기 시작했고, 정상 체중으로 가는 길은 멀어지기만 했다. 발터는 의지와 지구력, 자제력도 부족했다. 편의점이 보이면 순간의 유혹을 이기지 못하고 아이스크림이나 초코바를 샀다.

발터가 보여 주는 것처럼, 스트레스를 받으면 먹으려고 하는 특성은 어떻게 극복할 수 있을까?

고착된 습관과 감정 때문에 생기는 강렬한 식욕은 다양한 기술로 극복할 수 있다. 그러나 각 사람에게 맞는 방법이 있다. 효과적인 치료는 감정 섭식이 생기는 조건과 다양한 측면을 고려해야 가능해진다.

처음 자비네를 만났을 때는 정신적인 스트레스가 느껴지지 않았다. 프리랜서 광고 디자이너인 자비네는 명랑하고 말솜씨가 좋았다. 예쁜 얼굴과 세련된 옷차림 덕분에 우아하고 경쾌한 느낌까지 들었다.

자비네는 너무 자주, 또 많이 먹어서 살이 찌는 게 고민이었다. 출근길에는 초콜릿을 사서 한꺼번에 먹었다. 며칠 전에는 마트에서 초콜릿 비스킷을 보는 순간, 어린 시절이 떠올라 주차장에서 비스킷 한 통을 다 먹어 치우기도 했다.

이런 상황은 매일 일어나는 일은 아니었다. 보통 스트레스를 받거나 업무 성취에 대한 두려움이 생기거나 화가 날 경우에만 주로 먹었다. 자비네는 힘든 회의가 끝나면 감자튀김과 카레 소시지를 사 먹었다. 아니면 비스킷이나 초콜릿 과자를 계속 먹었다. 1년 전에 15kg 정도 체중이 늘면서 사람들의 무시하는 눈길이 느껴지자 마음고생도 했다. 그러한 굴욕감 때문에 오히려 더 많이 먹었다.

발터와 자비네는 예전부터 먹는 걸로 스트레스를 극복했다. 발터는 어린 시절에 부모를 일찍 여의고 음식으로 슬픔을 이겨 냈다. 그 후 고모 집에서 살게 되자, 고모는 음식으로 발터를 위로했다. 그래서 스트레스를 받게 되면 먹는 습관이 생겼다.

반대로 자비네의 어린 시절은 행복했다. 아버지는 공무원, 어머니는 의사였고 도시 근교의 정원 딸린 주택에서 살았다. 자비네는 언니와 정원에서 놀며 보내던 행복한 여름날을 떠올렸다. 열다섯 살이 되어서야 처음으로 음식에서 위로를 찾게 되었다. 자비네는 그날이 아직도 선명히 떠오른다. 그날 아버지는 다른 여자가 생겨서 가족을 떠났다. 자비네는 부엌 창가에 서서 시야에서 사라지는 아버지를 바라보았다. 그러고는 식탁에 앉아 버터 빵을 먹었다. 그 후로 자비네는 외로울 때마다 먹었다. 스물네 살에 사랑하는 사람을 만났지만 3년 후에 헤어졌다. 그 뒤로 자비네는 남자가 자신을 버리고 떠날까 봐 두려웠다 나중에 직장 생활을 할 때도 퇴근하고 오면 부엌에 앉아 버터 빵이나 토마토 스파게티를 먹었다. 직장 생활은 성공적이었지만 감정은 메말라 갔다.

무엇이 발터와 자비네를 감정적으로 먹도록 했을까? 단지 어린 시절의 힘든 경험이 이런 식습관을 갖게 했을까? 인생 이야기를 듣다 보면 고개를 끄덕일지도 모르겠다. 아니면 이런 경험이 음식으로 스트레스를 해소하려는 기존의 성향을 더 강화한 걸까? 사실 스트레스를 받을수록 음식을 먹는 행동에는 생물학적인 근거가 뒷받침되어 있다.

왜 스트레스를 받으면 먹는 걸까?

동물도 궁지에 몰리면 먹는 성향을 보인다. 그러나 그 원인을 어린 시절 경험에서 찾을 수는 없다. 닭은 싸우다가 오도 가도 못하는 상황이 되면 갑자기 바닥을 쪼아 댄다. 참새는 갈등 상황에서 부리를 갈거나 깃털을 다듬는다. 쥐는 스트레스 상황에서 많이 먹기 시작한다. 동물 심리학자들은 이런 행동 방식을 '전위 행동'이라고 부른다. 상황에 적응하지 못하거나 상반된 충동을 느낄 때 보이는 행동이다. 이런 전위 행동은 사람에게서도 나타난다.

한 실험에서 참가자들은 회전판에 그려진 선들을 따라 그려 보라는 과제를 받았다. 회전판이 빠르게 돌다 보니 실수가 나왔다. 실험 연구자들이 관찰한 것은 참가자들의 성취가 아니라 이들이 휴식 시간에 보인 태도였다. 실수를 한 참가자들은 머리를 긁적이거나 손으로 얼굴을 쓸어내렸고, 손 닿는 곳에 '우연히' 마련된 과자를 집어 들었다.[4]

인간은 본성상 스트레스를 받으면 먹으려는 성향이 있다. 이런 성향이 특히 발달한 사람들이 있다. 초콜릿처럼 맛있는 음식을 먹을 때 뇌의 보상 체계가 특별히 활발해질 가능성이 크다. 이렇게 활발해지는 반응은 무언가를 먹는 결과로도 나타나지만, 먹기 전에 나타나기도 한다.[5]

또 다른 생물학적 영향은 내분비계에서 찾아볼 수 있다. 미국 심리학자 켈리 클럼프는 여성들이 월경 후반부에 기분을 좋게 만들려고 음식에 애착을 보인다는 사실을 관찰했다. 난소 호르몬인 에스트로겐과 프로게스테론은 이런 행동을 촉진한다. 여기서도 유전적 요인들이 호르몬과의 복잡한 상호 작용에 관여한다. 여성들이 감정 섭식과 섭식 장애를 잘 겪는 생물학적 근거는 신체의 호르몬 변화와 유전적인 요인 때문이다.[6]

물론 보상 체계나 내분비계의 영향을 받는다고 해서 모두 감정 섭식 행동을 보이지는 않는다. 어린 시절에 경험한 스트레스가 작용할 때도 많다.

보상 체계와 관련된 유전적 특징을 지닌 청소년들 중 정서적으로 스트레스받는 양육 환경에 노출된 경우에만 감정 섭식을 하거나 섭식 장애를 겪는다는 연구 결과가 있다. 스트레스가 없는 경우, 해당 유전자가 존재하더라도 먹는 행동에 영향을 주지 않는다. 결국 유전적 요인이 감정으로 인한 섭식을 하도록 할 수 있겠지만 결정적으로는 경험이 영향을 미치는 것이다.

어릴 때 겪은 경험은 식습관과 관련이 있다

사울은 2.5kg으로 태어났다. 저체중으로 약하게 태어난 사울이 분유를 잘 안 먹고, 때로는 뱉어 내기도 하면서 체중이 줄자 부모는 걱정에 휩싸였다. 그러나 부모가 꾸준히 노력하자 사울은 차츰 체중이 늘기 시작했다. 그런데 시간이 지나면서 이상한 일이 벌어졌다. 사울이 너무 많이 먹게 된 것이다. 끊임없이 먹는 사울의 식탐을 억제해 보려 했지만 소용이 없었다. 두 살이 된 사울의 몸무게는 30kg이 되었다. 결국 병원을 찾았다. 그리고 열네 살 때 150kg이 되자 또 병원을 찾을 수밖에 없었다. 절망한 부모는 섭식 장애 분야에서 최고 전문가인 힐데 브루흐를 찾아갔다.

당시 지배적이던 학설과 달리, 브루흐는 사울의 비만 원인을 시상 하부와 내분비계 장애로 보지 않았다. 대신 과거 경험에서 원인을 찾았다. 2세까지는 중요한 발달 시기다. 이때 아기는 앉기, 서기, 걷기, 말하기를 배운다. 모유나 분유 같은 유동식에서 고형식으로 넘어가는 과도기다. 이 시기의 아기에게 음식과 사회적 관심은 중요하다.

이런 관계가 사람을 포함한 포유류에게 얼마나 중요한지는 영장류 연구가 해리 할로우가 이미 1950년대에 밝혀냈다. 그는 붉은털원숭이 새끼들을 어미에게서 떼어 놓은 뒤 '대리모'를 제공했다. 철사로 만든 인형에는 분유병이 들려 있었고, 헝겊으로 만든 인형에는 분유병이 없었다. 원숭이들은 헝겊 인형을 더 좋아했고, 분유를 먹을 때만 잠시 철사 인형 쪽으로 갔다. 할로우는 초기 발달을 위한 사회적 접촉의 중요성을 인식했다. 그는 심지어 '젖먹이와 어머니 사이의 친밀하고도 빈번한 신체 접촉을 가능하게 하는 것이

영양의 주요 기능'이라는 가설을 옹호했다.[7]

　힐데 브루흐도 환자들을 관찰하면서 이 사실에 주목했다. 브루흐는 사울의 초기 식사 경험에 주목했다. 사울은 정통 유대교 부모에게서 막내아들로 태어났다. 어머니는 이미 두 딸을 출산했지만, 대를 이을 아들을 바라는 남편의 뜻에 따라야 했다. 임신은 번거로웠고, 출산은 고통스러운 데다 양육도 힘들었다.

　어머니에게 아이는 너무 힘든 존재였다. 허리 통증 때문에 사울을 안아 주는 게 힘들다 보니 사울은 그냥 침대에 누워 우는 때가 많았다. 한참 울게 한 뒤에야 사울을 의자에 앉혔고, 사울이 버둥거리면 비스킷을 주었다. 어쩔 수 없이 비스킷을 계속 주다 보니, 브루흐의 표현에 따르면 사울은 '기괴할 정도로 부적절한 학습 경험'을 하게 되었다. 사울에게 애정과 신체 접촉 대신 음식을 준 것이다. 그에게 음식은 '모든 불쾌한 경험의 치료제'가 되어 버렸다. 그 결과, 사울은 성장해서도 기분이 좋지 않으면 배고픔과 상관없이 음식을 찾게 되었다.[8]

　브루흐는 감정으로 인한 섭식이 이미 인생 초반기에 어머니와 아이 사이의 상호 작용에서 학습된다고 보았다. 최근에 미국 심리학자 신시아 스티프터가 이런 가정을 입증했다. 연구 결과, 어머니들은 자녀를 달랠 때 자주 음식을 이용하는 것으로 나타났다. 특히 아이가 아주 활달하고 강한 감정 반응을 보일 때 그런 경향이 더 강했다. 음식으로 진정시킨 아이들은 나중에 비만으로 발전하는 경향이 있었다.

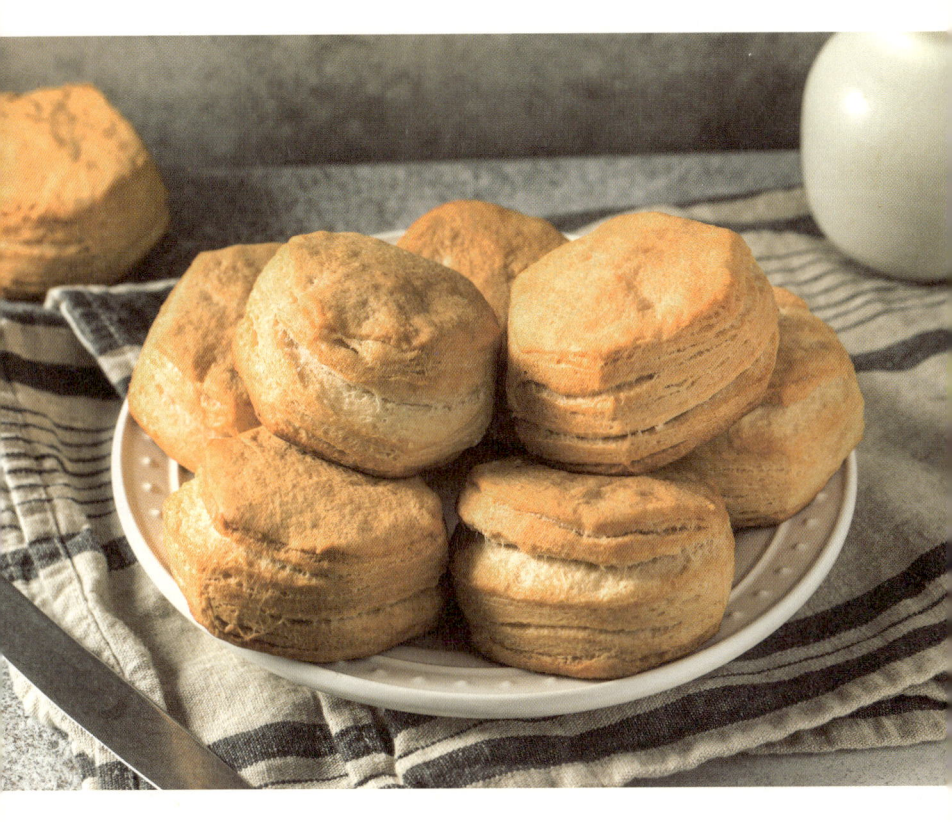

아이의 생물학적 특징과 아이를 진정시키는 방식뿐만 아니라, 어머니의 식습관도 감정 섭식이 발달하는 데 영향을 준다.

버밍엄 대학에서는 이런 실험을 했다. 연구자들은 3세에서 5세 어린이들에게 퀴즈를 내고 답을 맞히면 장난감을 주겠다고 했다. 아이들이 정답을 맞추는 동안 어머니들은 설문지를 작성했다.

아이들 절반에게는 어려운 문제를 내주어 시간 내에 다 풀지 못하게 했다. 이 아이들에게 장난감을 받지 못한다고 알리자 아이들은 실망했다. 이때 감자칩, 비스킷, 초콜릿이 든 그릇을 탁자 위에 놓자, 실망감 때문에 먹기 시작하는 아이들이 생겼다. 음식을 먹는 아이의 어머니가 작성한 설문지를 보니 그 어머니는 감정 섭식을 한다는 것을 알 수 있었다.[9]

이들은 사울 어머니처럼 자녀가 스트레스를 받을 때 음식을 주어 감정적 섭식 행동을 유도했는지도 모른다. 또는 아이들이 어머니를 따라 음식으로 감정을 다스리는 법을 배웠을 수도 있다. 아이들은 어머니의 행동을 그대로 보고 따라 했다. 어머니의 음식 진정 효과와 관련한 유전적 감수성이 자녀에게 대물림되었을 수도 있다. 어머니의 행동 습관과 섭식 행동, 음식 자극에 대한 유전적 반응의 영향으로 아이의 감정 섭식이 발달할 수 있다. 그러나 힐데 브루흐의 생각은 조금 달랐다.

배고픔도 습관이다

인간은 무언가를 먹는 행동을 일찌감치 배우게 된다. 부모는 자녀에게 무엇을 언제 얼마나 먹일 것인지 결정한다. 자녀가 무슨 음식을 선호하는지는 물론, 식사하는 동안 사회적, 정서적 분위기에도 영향을 미친다. 자녀는 때로 부모의 먹는 모습을 무의식적으로 따라 하기도 한다. 이런 학습 과정은 행동 방식을 형성하고, 매일 무엇을 먹을지, 특히 어떤 감정과 감각으로 먹을지 결정하는 데 도움을 준다.

공복감도 학습이 된다. 캐나다 심리학자 도널드 올딩 헤브는 이미 1949년에 공복감의 발생과 관련한 이론을 발전시켰다. 이 이론에 따르면 갓난아이는 공복감이라는 신체 욕구를 처음에는 혼란스럽고 불쾌한 경험으로 여긴다. 그러나 반복적으로 음식을 먹으면서 공복감을 점차 특정한 욕구로 이해하고, 다른 신체 감각이나 감정 자극과 구별한다.[10]

브루흐는 이 학습 과정에 문제가 있을 때, 배고픔을 느끼지 않아도 계속 음식을 먹게 된다고 보았다. 그렇다면 공복감을 어떻게 다른 감각과 구별할 수 있을까? 브루흐는 사울이 다양한 신체 상태를 음식과 연결 지었으며, 사울의 초기 경험이 심각한 인지 장애를 초래했다고 확신했다. 사울은 자신의 신체 감각을 제대로 알아차리지 못했다.

이런 브루흐의 인지 장애 가설은 타당성이 입증되지 않았다. 그러나 임상 실험을 한 결과, 심각한 감정 섭식자의 경우 신체적 공복 신호와 감정적 흥분을 잘 구분하지 못한다는 사실이 드러났다. 음식에 대한 강한 욕구는 인지 장애의 결과인지도 모른다. 이 때문에 스트레스 상황에서 음식을 먹게 되는 것일 수도 있다. 일반 사람들은 감정 때문에 식욕이 생겨 먹는 것인지 진짜 배고파서 먹는 것인지 구별할 줄 알기 때문이다. 브루흐는 이런 환자의 말을 직접 인용했다. "음식을 원하는 건 내 입이에요. 나는 충분히 먹었다는 걸 알아요."[11]

학습되는 식습관

감정 섭식은 주로 학습된다. 단백질 부족을 해결하기 위해 고단백 음식을 선호하는 걸 배우듯이, 불쾌한 감정을 떨치기 위해 먹는 행동도 학습이 된다.[12] 이런 학습에는 두 단계가 있다.

첫째 단계는 생애 초반에 음식으로 아기의 기분을 달랠 때 학습된다. 어머니의 행동은 다양한 정서 상태에서 아기를 음식으로 진정시킬 때 중요한 역할을 한다. 어머니가 스트레스 상황을 음식으로 극복하는 성향이면, 당연히 자녀에게도 영향을 준다. 그러나 이런 문제 행동을 청년기나 성인이 되어 학습할 수도 있다. 이것이 둘째 단계다.

유명한 파블로프의 조건 반사 이론에 따르면, 이렇게 학습하는 경우 어떤 감정이 느껴질 때 그 감정을 식욕을 느끼는 신호로 받아들이게 된다고 한다. 예를 들어 외로울 때 매번 음식으로 위로받을 경우, 외로움이 느껴지면 음식부터 찾는다. 파블로프의 개가 종소리에 침을 흘리듯, 외로움이라는 감정이 들 때 자동으로 식욕이 생긴다.

그 밖에 주변 환경도 한몫한다. 현대 사회에 넘쳐 나는 음식과 지나친 스트레스는 우리가 끊임없이 먹도록 유혹한다.

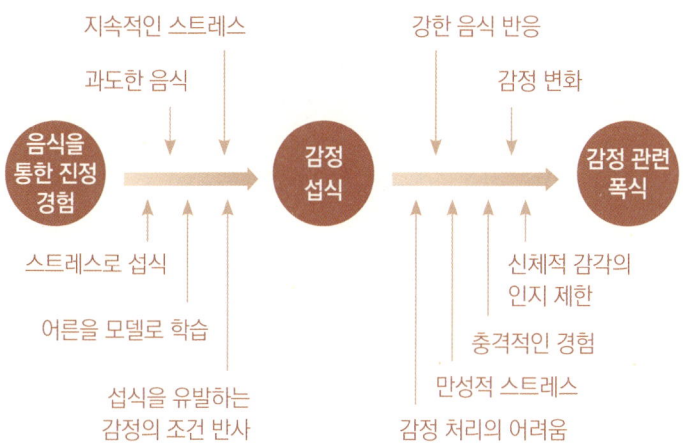

이런 학습 과정이 이루어지는 명확한 조건은 알 수 없다. 음식으로 위로받은 경험이 식습관에 얼마나 영향을 미치는지, 또 어떤 조건에서 안전한 식습관이 섭식 장애로 발전하는지는 여전히 불분명하다. 심한 스트레스와 그 스트레스에 대처하면서 느끼는 어려움이 병적으로 먹는 데 결정적인 영향을 미칠 수도 있다. 감정적 섭식의 원인은 명확히 밝혀지지 않았지만, 그 결과는 분명하다. 과도하면 비만이 된다는 것이다.

급격한 체중 증가, 나는 비만인가?

벨기에 수학자 아돌프 케틀레가 고안한 체질량지수BMI로 신체의 지방 수치를 측정할 수 있다. 체질량지수는 체중(kg)을 키의 제곱(m²)으로 나눈 값이다.

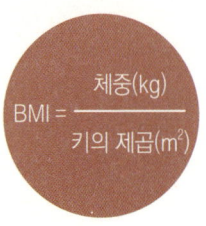

학자들에 따르면 BMI가 25와 30 사이면 비만, 30 이상이면 고도 비만이다.

독일은 남성과 여성의 절반 이상이 비만이며, 그중 4분의 1 정도는 고도 비만이다. 이들의 신체가 통상적인 미의 기준에서 벗어나고, 비만인 사람은 관리가 부족하고 게으르다는 부정적인 이미지와 연결되다 보니, 사람들에게 인정받지 못하는 경험을 자주 겪기도 한다. 더군다나 비만은 여러 질병의 위험도 높인다. 고혈압, 심혈관 질환, 혈관 수축, 동맥 경화증, 뇌졸중, 암, 당뇨병 등이 대표적이다.

체중은 사망률과 거의 비슷하게 증가한다. 15세에서 39세의 남성 체중이 115kg을 넘으면, 정상 체중인보다 사망률이 거의 두 배나 높다. 독일에서는 비만 관련 질병으로 해마다 백만 명이 넘는

사람들이 사망한다. 심각한 과체중과 이로 인한 2차 질병 치료비가 연간 100억 유로라고 추산된다.[13]

많은 학자가 비만 연구에 박차를 가하고 있다. 비만의 원인을 밝혀내기 위한 연구가 수없이 이루어지고 있다. 사실 비만 원인을 찾는 일은 쉽지 않다. 비만에는 수많은 신체적, 심리적 원인이 있을 수 있기 때문이다. 예를 들어 유전적으로 기초 대사량이 낮으면 과체중이 되기 쉽다. 이들은 에너지를 적게 사용하기에 같은 양을 먹어도 빨리 살이 찐다. 항우울제와 베타 차단제처럼 일반적으로 처방되는 약물의 부작용이나 수면 부족 때문에 과체중이 되기도 한다. 특히 적은 신체 활동, 고지방 음식과 설탕이 함유된 음료를 자주 섭취하는 행동도 영향을 준다. 스트레스를 받을 때마다 먹는 것도 종종 급격한 체중 증가의 원인으로 꼽힌다.

스트레스받고, 먹고, 자고, 반복되는 악순환

에스더는 꿈을 꾸었다. 꿈속에서 교수가 에스더를 뚫어지게 바라보며 질문했고, 에스더는 대답을 어물거렸다. 거대한 몸집이 자신을 내려다보자, 에스더는 불안, 분노, 수치, 불쾌감 등 여러 복잡한 감정을 느꼈다. 순간 아랫배가 무감각해졌다.

잠에서 깬 에스더는 어두운 방을 둘러보았다. 바닥에는 지저분한 빨래가 무더기로 쌓여 있었고, 책상에는 책과 종이가 어지럽게 놓여 있었다. 벽에는 압핀이 떨어진 포스터가 비스듬히 걸려 있었다. 몽마르트르 거리의 봄 풍경이 그려진 포스터였다. 에스더는 파리에서 몇 달 동안 청소일을 하며 지냈다. 몇 년 전까지만 해도 에스더는 자신에게 어떤 재앙이 닥칠지 예상하지 못했다. 지금 에스더는 도시의 작은 방에서 불안과 고통 속에 누워 있다.

에스더는 살금살금 부엌에 들어가 음식을 먹기 시작했다. 음식의 맛, 씹고 삼키는 행동, 포만감과 온기가 불안감을 떨쳐 냈다. 에스더는 최면에 걸린 듯 살라미 피자 두 조각, 스크램블드에그 네 개, 초콜릿 케이크 반 조각을 먹었다. 엄청난 양의 음식이 배 속에 무거운 돌처럼 들어앉아 모든 감정을 억눌렀다. 에스더는 무감각하게 침대에 쓰러져 다시 잠들었다.

그러다 최근 몇 달 동안 문제가 심각해졌다. 감정이 아주 조금만 격해져도 식탐이 생긴 것이다. 감정을 진정시키려고 자주 먹다 보니 식탐은 점점 심해졌다. 체중은 벌써 40kg이 늘었다. 에스더의 인생처럼 몸도 엉망이 되었다.

이전에 에스더는 학교에서 좋은 성적을 받았다. 사회학을 전공하다 플로리다에 있는 대학에서 두 학기를 공부했다. 이 시절의 에스더는 미래가 창창한 쾌활한 대학생이었다. 그러나 원래 학교로 다시 돌아온 뒤, 형편없는 성적을 받고 나자 에스더는 깊이 충격을 받았다. 마치 나락으로 떨어지는 기분이었다. 재시험을 보기로 했지만, 시간이 지날수록 불안감은 커졌다. 불안감이 커질수록 에스더는 더 열심히 공부에 매달렸다. 다급하게 이 책 저 책 들여다보았지만, 머리에 남는 게 없었다. 수업 내용은 녹음해서 그대로 받아 적기만 했다. 에스더는 혼란에 빠졌고, 졸업은 점점 멀어져 갔다. 종종 어디론가 도망치고 싶었다. 8년째 졸업 시험을 미루었고, 그사이 에스더는 서른세 살이 되었다. 경제적인 문제는 청소일로 겨우 해결했다. 학업을 성공적으로 마치지 못한다면 에스더의 인생은 어떻게 될까?

불안감에 사로잡히지 않을 때는 무기력하고 우울했다. 그러면 몇 시간씩 침대에 누워 허공만 바라보았다. 자신에게 분노가 느껴지면 거울 속 자신을 보며 뚱뚱하고 게으르다고 욕했다.

에스더의 위기는 학업의 어려움 하나만은 아니었다. 과거의 장면들이 계속 머릿속에 떠올랐다. 에스더의 눈에는 어떤 항의도 용납하지 않았고 한 번도 안아 주지 않았던 엄한 어머니가 보였다. 에스더가 집안일을 도우면 어머니는 금방 인내심을 잃고 잔소리를 퍼붓거나 무시하듯 소리를 질렀다.

어머니는 에스더의 질문을 무시했고, 제대로 쳐다보지도 않았다. 차갑고 위협적인 어머니는 에스더 인생에서 가장 중요한 사람이었다. 때로 뒤에서 에스더의 행동을 평가하는 어머니의 목소리가 들리는 듯했다. 대학을 중퇴한다는 건 어머니에게 용납할 수 없는 일이었다.

몇 년간 치료가 진행되면서 에스더는 자기혐오가 어머니의 행동을 따라 한 것임을 이해하기 시작했다. 때로 학대받은 경험과 어두운 기억이 어렴풋이 꿈에 나타났다.

에스더의 행동에서 나타나는 폭식증은 1959년에 처음 규명되었다. 폭식증은 오늘날 가장 흔한 섭식 장애다. 폭식증의 핵심은 통제하지 못하고 엄청나게 먹는 데에 있다. 폭식증을 앓는 사람의 상당수가 심각한 과체중이다. 주로 여성들에게 많이 나타나는 식욕부진증과 거식증과 달리, 폭식증은 남성들에게서도 비슷하게 나타난다.

에스더처럼 폭식증이 있는 사람들은 종종 심각한 정서 문제를 겪는다. 무시, 폭력, 학대, 알코올 의존증, 어린 시절에 부모를 잃은 경험 등이 있는 것이다. 학대 경험은 감추기가 쉬워서 주변에서 알아차리기가 힘들다. 그러나 학대는 자주 발생하며, 경찰에 신고된 것보다 훨씬 많은 학대가 벌어진다고 추정된다.

한 설문 조사에서 성인의 6~16%가 어릴 때 성적 학대를 경험했다고 응답했다. 이들은 종종 감정 섭식과 심각한 과체중을 겪는다. 성적 학대가 반복되면 섭식 장애 발병 위험은 다섯 배 높아진다. 한 번의 학대 경험에서도 발병 위험은 2.5배 높아진다. 정서적 위기에서 벗어나는 마지막 출구가 폭식이기 때문이다.[14]

에스더의 식탐은 마약 중독만큼이나 강했다. 먹고 싶은 충동을 억누르면 손이 떨렸고, 금단 증상처럼 열이 나고 오한을 느꼈다. 알코올 의존자가 술에 대해 통제력을 잃듯, 에스더는 음식에 대한 통제력을 잃었다. 알코올 의존자의 주량이 늘듯, 먹는 음식량도 점점 늘어났다. 억제할 수 없는 욕구, 과도한 소비, 통제력 상실은 중독 장애의 전형적인 특징이다.

그러나 중독성 강한 식습관을 마약이나 알코올 의존증처럼 취

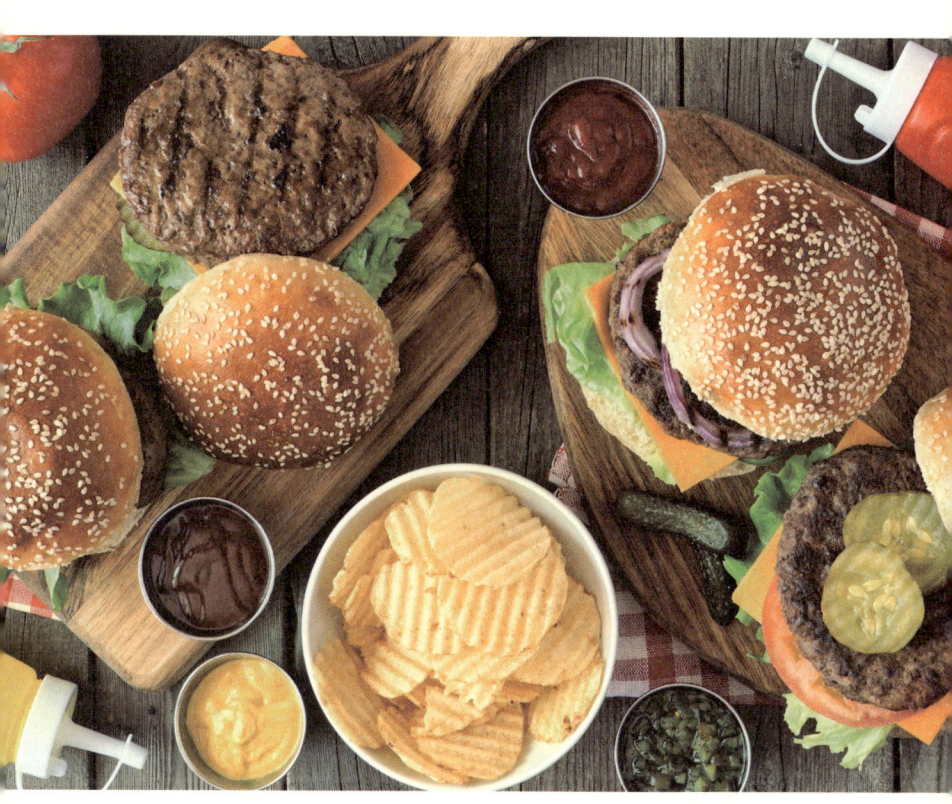

급할 수 있을까? 음식은 메스칼린[*], 실로시빈^{**}, LSD^{***}처럼 환각을 일으키지 않는다. 암페타민과 코카인처럼 자극 효과도 없다. 또 알코올처럼 자제력을 잃게 하지도 않는다.

우리가 맛있는 음식을 먹으면 뇌의 측좌핵이 자극된다. 측좌핵은 보상, 기쁨, 중독 등과 관련이 있다. 마약 효과도 이곳에서 처리된다는 점에서 볼 때, 음식도 마약이 될 수 있다.

실제로 고도 비만인 사람의 뇌에서는 중독 질병을 앓는 사람과 비슷한 각성 패턴을 찾을 수 있다. 마약 중독자의 뇌는 코카인과 아편류 같은 물질에 특히 민감하게 반응하며, 비만 환자의 뇌는 아이스크림과 초콜릿처럼 고열량의 맛있는 음식에 민감하다. 과도한 감정 섭식자도 중독자들처럼 거부할 수 없는 식탐을 경험한다. 위기에서 벗어날 마지막 출구가 음식이라고 여기기 때문이다.

---

* 알칼로이드의 하나이며 환각 작용을 일으킨다.

** 멕시코산 버섯의 한 송류인 뻬요떼 선인상과 머싯 프실로키베 멕시가니에 포함된 알칼로이드. 정상인에게 경구 투여 하면 불안감을 유도하며 지각 장애, 사고력 감퇴, 환시, 자아 상실 현상 따위가 나타난다.

*** 맥각麥角의 알칼로이드로 만든 강력한 환각제. 맛과 색, 냄새가 없고 적은 양으로도 조현병과 같은 증상을 일으킨다.

섭식 장애

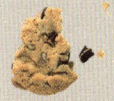

음식이 굶주림 해소가 아니라 식욕 자극을 위해 소비되고,
먹는 즐거움을 위해 수천 가지 조리법이 개발된 이후로……
음식에는 과식의 부담이 따른다.

세네카

현대 사회에서는 섭식 장애가 흔하다.
지나치게 굶어서 심각한 저체중과 영양실조에 시달리는 사람들도 있고,
단식과 폭식의 악순환에 빠진 사람들도 있다.
폭식증과 거식증, 식욕 부진증은 왜 생길까?
이때 감정은 어떤 역할을 할까?

카롤린네는 스스로 뚱뚱하다고 여겼다. 아침에 일어나자마자, 밤에 잠자리에 들기 직전에 항상 몸무게를 쟀다. 거울 앞에서 자신의 몸을 샅샅이 살펴보았다. 평생 정상 체중을 유지했지만 조금만 체중이 늘어도 당황하면서 바로 음식을 조절했다. 아침과 점심 식사를 건너뛰고, 매일 600kcal가 넘지 않게 먹었다. 달고 기름진 음식을 끊고, 과일과 채소, 저지방 치즈와 통밀빵을 먹었다.

그러나 학업에 부담감이 생기거나 남자친구와 싸우는 등 안 좋은 상황에 처하면 항상 거부할 수 없는 식욕을 느꼈다. 그럴 때는 요구르트, 치즈 빵, 크루아상을 먹었다. 음식을 먹으면 기분이 좋아지고 혼란스러운 마음이 정리되었다. 그러다가 식욕이 강해지

면서 어느새 먹는 양이 늘었고, 통제력을 잃어 결국 배가 터지도록 먹었다. 카롤린네는 부풀어 오른 배에 역겨움을 느껴 결국 화장실에서 다 게워 내고 말았다.

단식과 폭식의 심리

카롤린네처럼 거식증을 앓는 여성들은 단식, 폭식, 구토의 과정을 반복한다. 처음에는 체중이 늘어나는 것을 염려해서 음식을 조절하고 칼로리를 계산한다. 그러나 엄격한 규칙을 계속 지켜 나가기는 힘들다. 때로는 정상 열량의 10배인 20,000kcal까지 먹기도 한다. 그렇게 폭식하면 체중이 늘어날까 봐 두려워하게 된다. 그 결과 구토를 하거나 설사약을 복용하고, 과도하게 운동을 하게 된다. 체중이 늘어날까 봐 생기는 두려움과 음식을 조절하는 행동은 거식증의 전형적인 특징이다. 이런 특징은 1873년에야 처음 독자적인 질병으로 규정된 식욕 부진증에서도 나타난다.

배고픔이라는 병

뼈만 앙상한 마르타는 몸이 너무 허약해져서 오래 서 있기도 힘들었다. 배고픔을 견디기 위해 계속 차만 마셔 댔다. 배고픔은 마르타의 일상을 철저히 지배했다. 알코올이나 환각제에 서서히 중독되듯, 마르타는 의식이 계속 혼미해져서 겨우 밤낮을 구별할 정도였고, 사람들과 교류하거나 소통할 수도 없었다.[1]

식욕 부진증 환자의 체중은 평균 체중보다 적어도 15% 낮다. 몸이 몹시 쇠약해지기에 생명이 위협받을 수 있다. 거식증의 경우, 폭식 후 구토로 이어지는 게 일반적이지만 이런 현상은 식욕 부진증에서도 나타날 수 있다. 처음에는 식욕 부진증을 앓던 환자들이 일정 시간이 지나면 폭식을 하기도 한다.

이런 질병은 고통이 상당하다. 처음에는 은밀히 시작되다가 상당히 진행되고 나서야 알게 되는 경우가 많다. 이때는 전문적인 도움 없이 극복하기가 힘들다. 식욕 부진증과 거식증을 앓는 젊은 여성들은 인구의 약 1~2% 정도다. 달리 말하면 이런 질병을 앓는 사람들이 우리 주변에 있다는 이야기다.[2]

당황한 마르타의 부모는 딸에게 음식을 먹이려고 애썼다. 어머니는 딸이 좋아하는 걸 요리했고, 아버지는 식사 때마다 딸에게 호통을 쳤다. 그래도 마르타는 점점 말라 갔다. 건강 검진을 받아 보니 결과는 충격적이었다. 심박수와 혈압은 낮았고, 전해질 상태와 내분비계가 손상되었으며, 몇 달 동안 월경도 없었다. 몸이 위협적인 수준까지 쇠약해졌다. 의사는 입원을 지시했다.

마르타는 왜 죽을 지경에 이르도록 굶었을까? 카롤린네가 구토하면서도 엄청난 양의 음식을 먹는 이유는 무엇일까?

변화하는 아름다움의 기준

현대 여성의 '아름다움'에 대한 기준은 모델들을 보면 알 수 있다. 작은 가슴, 가느다란 팔과 허리, 긴 다리 등. 그러나 사실 허약하고 아파 보이는 모델들도 많다. 이들의 체중은 평균 체중보다

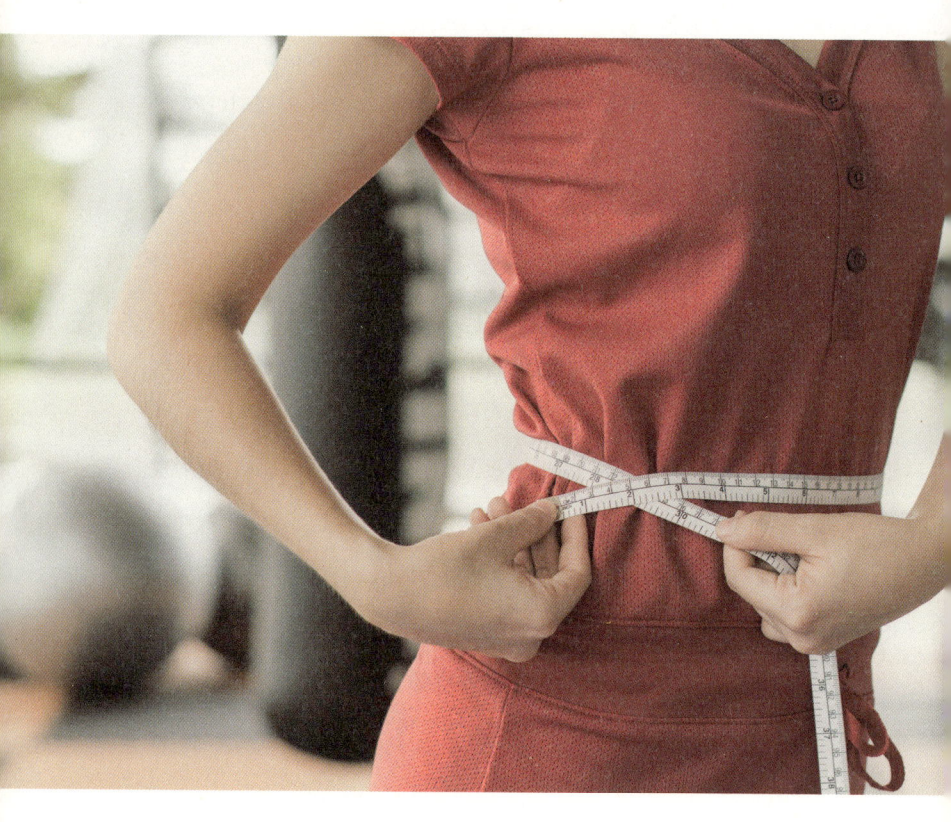

20% 정도 낮고, 섭식 장애를 겪는 경우가 많다. 이렇게 연약한 여성들을 닮고 싶어 하는 젊은 여성들이 많다.

아름다움과 날씬함이 항상 밀접하게 연관된 것은 아니었다. '빌렌도르프의 비너스'라고 불리는 석기 시대의 석회암 조형물은 오래된 예술 작품 중 하나다. 이 조형물은 큰 가슴, 불룩한 배, 굵은 허리, 풍만한 엉덩이를 지닌 여성을 형상화했다. 이는 척박했던 당시에 생존과 다산의 상징이었다. 이 조형물을 20세기 조각상과 비교해 보면 미의 기준이 근본적으로 변화했다는 것을 알 수 있다.

수천 년 동안 척박한 환경은 인류의 생존에 큰 영향을 미쳤다. 18세기, 19세기에 접어들어 식량이 풍부해졌고, 풍요를 누리게 된 상류층은 신체에 관심을 두게 되었다. 이때 아름다운 여성은 날씬해야 한다는 인식이 생겼다. 날씬한 몸은 자기 관리와 성공의 상징이 되었다.

그러자 많은 여성이 음식을 조절하기 시작했다. 일부는 심하게 말라서 병이 날 지경이었다. 이런 문제는 특히 상류층에서 만연했다. 유럽 최고의 미녀라고도 불리는 오스트리아 엘리자베트(시씨) 황후도 매일 아침 의무적으로 체조를 했고, 매일 세 차례 체중을 재고 엄격한 식단을 지켰다. 어쩌다가 단 음식을 먹게 되면 운동을 해서 다시 체중을 줄였다. 키가 172cm였고, 체중은 50kg을 넘지 않도록 관리했다. 시씨 황후는 평생 저체중이었고, 얼마나 날씬했는지 당시 유행하던 코르셋이 필요 없을 정도였다.[3]

오늘날 여성의 이상적인 신체와 실제 신체 간의 괴리는 더 커졌고, 음식을 대하는 태도도 많이 달라졌다. 이는 과학적으로도 증명된다.

한 실험에서 젊은 여성들에게 소량의 음식을 제공했다. 당근, 연어, 딸기, 살라미, 초콜릿을 하나씩 주었다. 실험 참가자들은 음식을 먹은 뒤, 맛을 평가하고 자신의 감정에 등급을 매겼다. 대체적으로 고열량의 음식을 먹고 나면 기분이 나빠졌다. 긴장하고 초조해지거나 불안, 수치심, 슬픔을 느끼기까지 했다. 음식을 먹는 동안 이루어진 연상 내용을 분석한 결과, 자신의 몸매에 불만족한 여성들이 살라미와 초콜릿 등이 자신의 매력을 위협한다고 인식했다. 고열량 음식은 강하게 끌어당기는 힘도 있지만, 부정적인 감정도 유발한다. 이런 음식은 매력적이면서 동시에 위협적이다.[4] 날씬함에 대한 현대적 기준이 섭식 장애를 일으키기도 하지만, 다른 영향이 추가되면서 심각성이 더해진다.

식욕 부진증과 거식증이 생기는 이유

20세기 초반, 프라하에 창백한 얼굴에 광대뼈가 튀어나온 마른 남자가 살았다. 남자는 외로움과 인정받고 싶은 욕구에 시달렸고, 성적인 문제도 겪었다. 금욕적인 식단을 지키면서 고기나 술을 먹지 않았지만, 환상 속에서는 이것저것 닥치는 대로 먹었다. 그가 보험 회사에 다니면서 쓴 소설 작품들은 오늘날 위대한 문학 작품으로 꼽힌다. 그의 작품 속에는 음식이라는 주제가 자주 등장한다. 프란츠 카프카의 소설 《배고픈 예술가 *Hunger Künstler*》에는 우리

안에 들어가 단식하는 연기를 선보이는 행위 예술가가 나온다. 그에게 단식은 '세상에서 가장 쉬운 일'이었다. 마침내 사람들이 우리 문을 열고 음식을 건네자 예술가는 자기 뜻이 제대로 전달되지 못했다고 느꼈다. 그에게 필요한 것은 음식이 아니었다. "그가 그렇게 마른 것은 단식 때문이 아니라 …… 자신에 대한 불만족 때문이었다."

카프카의 생애를 연구하는 학자들은 카프카가 실제로 경험했기에 작품 속에서 스스로 짊어진 굶주림의 비극을 정확하게 묘사할 수 있었다고 보았다. 배고픈 예술가의 대사를 통해 카프카는 오늘날 흔해진 섭식 장애의 개념을 알렸다. 여기서 핵심은 '자신에 대한 불만족'이다.

식욕 부진증과 거식증은 은밀히 시작되며, 어린 시절이나 청년기의 경험과 관련된다. 성적 학대, 방임, 과잉보호, 과도한 성취 압박, 또는 미묘한 부담감 등 심리적 장애의 영향을 받는다. 유아기의 섭식 장애, 위장 장애, 식사 시간의 말다툼, 신체 감각의 인지 장애 등은 섭식 장애의 위험을 높인다.

구체적인 상황은 알 수 없지만, 섭식 장애를 앓는 사람들은 흔히 공통적으로 자존감이 낮아진다.[5] 카프카의 작품 속 배고픈 예술가처럼 자신에 대한 깊은 불만족과 무가치함에 대한 두려움이 있다. 이 두려움은 아주 강력한 감정이다.

마르타는 스스로 존재감이 없다고 느꼈다. 형제자매가 넷이었지만, 자신은 없는 사람이나 다름없었다. 달리기에 소질을 보이면서 마르타는 힘든 훈련을 시작했고 운동으로 주목받았다. 가족과 친구, 이웃 사람들 모두 마르타를 자랑스럽게 여겼고, 처음 보는 사람들도 마르타를 응원했다. 그래서 마르타는 더 열심히 훈련하고 식습관도 엄격히 관리했다.

관리를 계속할수록 마르타는 안도감을 느꼈다. 그러다가 점점 살이 빠지면서 근육도 줄어들었다. 식욕 부진증은 오래전부터 마르타의 삶을 조금씩 갉아먹고 있었다.

거식증을 앓는 카롤린네도 가치 없는 사람이 되는 것이 두려웠다. 가정에서는 우선순위가 돈이었다. 아버지는 사업하느라 밤늦게까지 일했고, 어머니도 집안일을 하는 틈틈이 아버지 사무실에서 일을 도왔다. 그래서 딸을 위한 시간은 거의 없었다. 대신 딸에게 비싼 가방, 액세서리, 예쁜 옷 등을 선물했다. 아버지는 카롤린네의 열여덟 살 생일에 자동차를 선물하면서 무척 뿌듯해했지만 기본적으로 자신을 딸보다 더 중요시했다.

카롤린네는 부모의 성공 욕망을 내면화하면서도 충분히 성공하지는 못했다. 학교에서는 상위권 성적을 목표로 공부했지만 현실은 늘 중위권에 머물렀다. 대학에 와서도 목표를 높게 잡다 보니 시험이 고통스러웠다. 카롤린네는 외모라도 예뻐야 한다는 생각에 먹는 걸 줄였고, 단식하고 먹는 일을 반복하는 거식증이 생기게 되었다.

이런 불안감의 중심에는 종종 가족이 있다. 심리 치료사들은 '섭식 장애'를 겪는 이의 가족은 도덕 기준이 높고, 자녀를 과잉보호하고 통제하며, 갈등을 회피하려 한다고 말한다. 그러면서 강박처럼 규칙을 지켜야 한다고 여기는 특징이 있다고 한다.[6] 이런 가족은 외적으로는 완벽해 보여 부러움을 사지만, 내면을 들여다보면 힘든 경우가 많다. 자녀들은 자유를 느끼지 못하고, 정체성과 자율성을 발달시키는 데 어려움을 겪는다. 특히 여자아이들은 자신의 능력뿐 아니라 외모와 감정까지 의심한다. 학교나 회사의 요구를 충족하지 못할까 봐, 충분히 매력적이지 않아 배우자나 친구를 사귀지 못할까 봐 두려워한다. 자신감이 부족하고 불안, 실망, 의심, 무력감 등 부정적인 감정을 경험한다.

자기 의심이 몸매에 연결되는 순간, 당장 식습관을 바꾼다. 젊은 여성들만 그러는 게 아니다. 남성들도 마찬가지다. 단식은 처음에는 효과가 좋다. 체중이 어느 정도 바로 감량되고 본인이 먹는 것을 자제할 수 있다는 느낌이 들어 자존감이 높아진다. 그러나 이것도 한동안이다. 점차 상황이 복잡해지면서 식습관에 대한 통제력을 잃어 간다.

금식하거나 먹는 양을 줄여 나갈 경우, 몸은 이를 재앙으로 받아들여 어떻게든 살아남기 위해 적응하려고 애쓴다. 코르티솔, 성장 호르몬, 멜라토닌을 더 많이 분비하고, 여성 호르몬은 더 적게 분비한다.[7] 기초 대사량, 체온, 심박수, 혈압도 낮춘다. 굶주림에서 살아남으려는 노력은 정신에도 영향을 미쳐서 때로 굶주린 사람들이 기이한 행동을 보이기도 한다.

러시아 전쟁 포로였던 의사 헬무트 파울은 수용소에서 목격한 굶주림의 현상과 '효모 거품 예찬'에 대해 기록했다. 먹을 게 없어서 효모에 물을 섞어 주자, 포로들은 효모와 물을 섞어 흔들면 거품이 생긴다는 걸 알아냈다.

> 효모에 물을 섞어 15분에서 30분 정도 흔들면 거품이 생기는데, 이를 특별한 그릇에 담아 그럴듯하게 꾸미면 포만감을 느낄 수 있다.

굶주린 포로들은 이런 식으로 배불리 먹는 환상에 빠져들었다. 포만감이 오래가지 않아도 행복감을 느꼈다. 그중 일부는 효모 거품에 중독된 것 같았다.

> 이들은 효모 거품을 한두 그릇 먹지 못하면 잠도 들지 못했다.[8]

섭식 장애를 겪는 환자들도 비슷하게 행동한다. 마르타는 빵집 앞에서 한참 머물거나, 마트에서 과자들을 담았다가 다시 내려놓기도 했다. 가족에게 요리를 해 주고는 맛있게 먹는 모습을 지켜보았다. 전혀 배고프지 않다고 되뇌면서도 온종일 음식 생각만 했다. 배고픔을 달래려고 음식을 쳐다보고 냄새만 맡는 섭식 장애 환자들도 있다.

그러나 음식에 대한 욕구가 억제할 수 없을 정도로 강할 때가 있다. 분노, 우울한 기분, 외로움, 수치심, 절망 때문에 하는 폭식도 있다. 폭식으로 배고픔과 부정적인 감정을 일시적으로 잊을 수는 있지만, 결국 문제를 악화시킨다. 폭식 후에는 죄책감이 들면서, 다시 욕망에 굴복한 자신을 책망한다. 이렇게 감정 기복이 심해진다.

섭식 장애와 관련된 감정의 전조와 결과

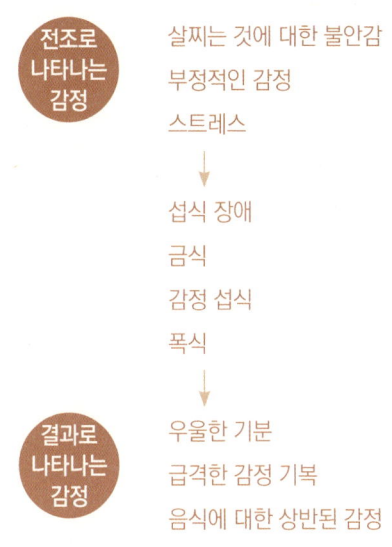

감정은 식욕 부진증과 거식증이 진행되는 과정에 결정적인 역할을 한다. 처음에는 자신이 뚱뚱하고 가치가 없다는 두려움에서 시작한다. 자신감이 부족하면 실망감과 우울한 기분과 관련되고, 이런 감정은 굶으면서 더 강화된다. 폭식은 처음에는 부정적인 감정을 견디게 해 주지만 장기적으로는 분노, 수치, 혐오, 절망, 슬픔을 심화시킨다.

섭식 장애는 자신의 가치와 음식의 주관적인 의미를 바꾼다. 음식에는 양면성이 있어서 보상이 되기도 하지만 동시에 위협이 되기도 한다. 또한, 긍정적이고 부정적인 감정을 일으킨다. 이런 상반된 감정은 섭식 장애가 발생하기 훨씬 전부터 나타나는 경우가 많다. 대개는 여러 감정 문제와 함께 나타난다. 그중에서도 스트레스는 섭식 장애보다 먼저 생기지만 섭식 장애가 진행되는 동안 더 강화된다.

그렇다면 어떻게 자존감 결여, 단식, 폭식, 자기혐오의 악순환에서 빠져나올 수 있을까?

식습관 변화시키기

행복은 미덕의 보상이 아니라, 미덕 그 자체다.
우리는 욕망을 억제하기에 행복을 누리는 게 아니라
행복을 누리기에 욕망을 억제할 수 있다.

스피노자

거식증을 앓는 사람들은 단식하고 먹기를 반복한다.
식욕 부진증 환자들은 죽기 직전까지 굶기도 한다.
폭식증이 있는 사람들은 폭식과 비만에 시달린다.
이들이 다시 제대로 먹는 법을 배울 수 있을까?
문제가 있는 식습관을 어떻게 극복할 수 있을까?

40대 초반, 몸집이 자그마한 레나는 기차역에 들어섰다. 구내식당에서 풍겨 오는 구운 소시지와 팬케이크 냄새에 배가 꼬르륵거렸다. 레나는 애써 외면하며 식당 앞을 지나쳤다. 기차 안에서 통밀빵을 먹은 뒤, 유리창에 비친 뚱뚱한 자신의 모습을 바라보았다.

집에 와서는 남편과 함께 저녁으로 구운 감자와 샐러드를 먹었다. 식사를 끝내고는 TV를 보다가 책을 읽었다. 자려고 전등을 껐는데 근처 숲에서 올빼미 소리가 들렸다. 차가운 밤공기를 느끼며 레나는 잠시 고민에 휩싸였다. 남편은 심장이 안 좋았고, 자신은 당뇨병을 앓았다. 앞으로 은퇴를 하면 무엇을 할지 생각해 보았다. 정원 일, 여행, 교회 성가대 등. 이제 현재는 없다는 듯 미래를 걱정하는 자신에 놀라고 말았다. 레나는 성공한 경영 컨설턴트였지만 그런 삶에 어떤 의미가 있는지 궁금했다.

　자정쯤에 잠을 깬 레나는 조용히 부엌에 가서 과자 상자를 열어 다 먹어 치웠다. 단맛과 포만감, 그리고 기분 좋게 퍼져 오는 온기에 레나는 잠시 현실을 잊었다. 창밖을 쳐다보니 끝없이 펼쳐진 어두운 하늘이 모든 것을 삼켜 버릴 듯했고, 다시 올빼미 우는 소리가 들렸다. 레나는 더는 먹을 수 없을 때까지 계속 먹었다.

　아침이 되자 레나는 기운을 차릴 수가 없었다. 혈당 수치는 엉망이었다. 병원에서 받은 진단서로 병가를 내고는 마트에 가서 비스킷, 초콜릿, 빵, 소시지, 햄을 샀다. 손이 떨려서 초콜릿 포장지도 벗기지 못할 정도였다. 종일 아무것도 못 먹은 사람처럼 빵 한 조각을 베어 물었다. 자기 전까지 TV 앞에 누워 최면에 걸린 듯 계속 먹었다.

　레나는 어릴 때부터 많이 먹었다. 열여섯 살에 '성인 당뇨병' 판정을 받아 입원해서 식욕 억제제, 호르몬 제제, 식이 요법을 처방받았다. 그러자 살이 좀 빠졌지만, 체중은 이내 다시 늘었다. 고등학교 졸업 후, 두 번째로 입원했고 나중에는 여섯 차례 더 입원했다. 레나는 살이 빠지고 찌기를 반복했다. 대학에 입학하니 외로움이 밀려들었다. 시험을 볼 때마다 중압감도 컸다. 그래서 또 음식을 먹으며 그러한 감정을 견뎌 냈다. 결국 체중은 130kg에 도달했다. 우수한 성적으로 대학을 졸업하고 직장 생활도 성공적이었지만, 식습관은 해결되지 않았다. 식단을 짜서 관리해 보았지만, 살

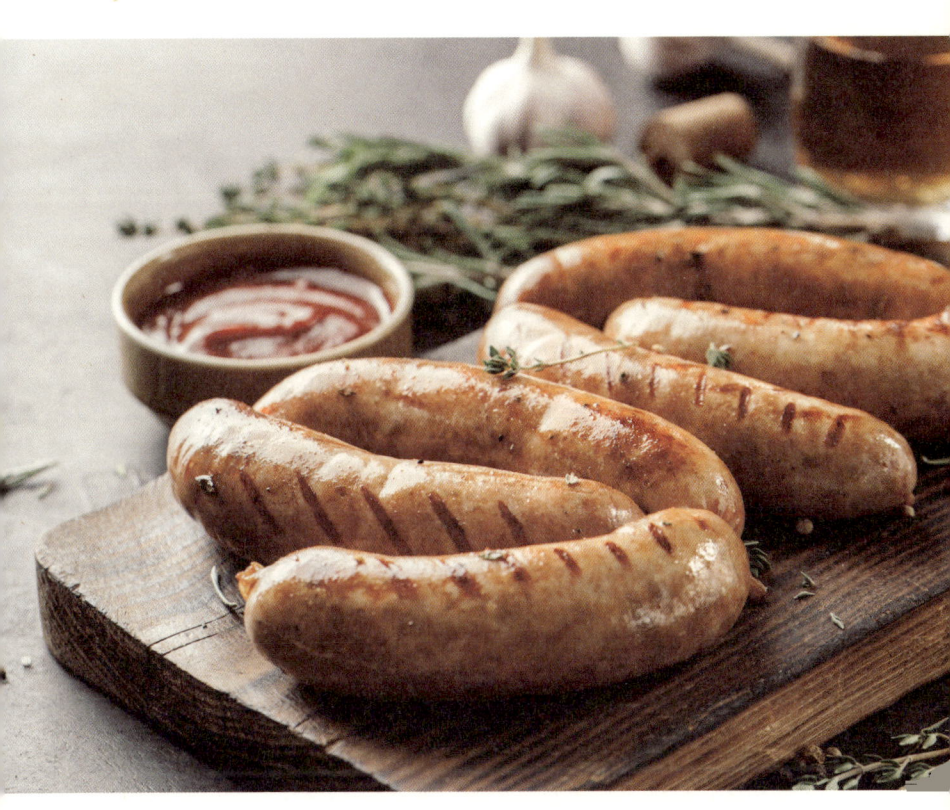

은 빠졌다가 다시 쪘다. 운동 트레이너와 상담도 해 보고 병원의 다이어트 프로그램에도 참여해 보았지만 다이어트에는 실패했다. 과연 식습관을 변화시킬 수 있을까? 레나는 거울 속 자신을 들여다 보며 실망했다.

수없이 다이어트를 시도하지만 실패하는 이유

레나 같은 사람들은 힘든 감정을 조절할 수 있어야 폭식을 극복할 수 있다. 규칙적이고 적절하게 먹는 법을 배우면 도움이 된다. 식사를 체계화하면 심각하게 결핍된 부분이 채워지고, 단식이나 폭식으로 망가진 몸이 회복된다. 신체의 병적인 식욕을 예측할 수 있으면 폭식도 간접적으로 통제할 수 있다. 집에서 통제하기가 어렵다면 입원해서 치료하는 것도 도움이 된다.

레나도 병원에 입원해서 계획대로 식사하고 운동도 했다. 주로 과일과 채소, 통곡물을 적당량 먹었다. 퇴원할 때 15kg 감량했고, 감정적으로도 다시 균형을 찾았다. 일도 원만하게 진행되었고, 스트레스와 식습관도 통제할 수 있었다.

어느 날, 일을 마치고 기차역으로 향하는데 흩날리는 눈송이를 보자 괜히 울적해졌다. 마트 앞을 지날 때 다시 배가 고픈 느낌이 들었다. 레나는 곧장 과자 진열대로 가서 초콜릿을 샀다. 초콜릿을 여러 조각으로 잘라 외투 주머니에 넣고는 길을 가면서 한 조각씩 꺼내 먹었다. 기차역 구내식당에서는 케밥을 사서 기차 안에서 먹었다. 내면에서 아무거나 먹어도 괜찮다는 목소리가 들려왔다. 저녁으로는 다진 고기를 넣은 스파게티를 먹었다. 그리고 소파에 누워 TV를 보며 비스킷을 먹었다.

결국, 레나는 무너져 버렸다. 병적인 식욕은 기회만 있으면 레나를 덮쳤다. 사무실에서는 수시로 초콜릿과 젤리를 먹었다. 오후에는 커피와 케이크 세 조각을 먹었다. 뷔페에 가면 여러 번 음식을 담는 걸 남들이 볼까 봐 한 번 담을 때마다 다른 테이블에 가서 먹기도 했다. 레나에게 식탐은 다른 어떤 욕구보다 커서 기회만 되면 언제든 비집고 나오는 것 같았다.

새로운 규칙을 지켜서 먹기는 힘들다. 처음 변화를 시도할 때는 하루 세 번에서 다섯 번 규칙적으로 식사하고, 건강하고 다양하게 먹는 게 좋다. 이렇게 해도 약간 달라질 뿐, 단번에 바꾸기는 쉽지 않다. 고착화된 안 좋은 식습관은 무의식적으로 신체와 뇌의 통제를 받으므로 계획을 세운다거나 규칙을 지킨다고 당장 바꾸기는 어렵다.

시간이 지나면 예전 식습관이 다시 나타나기도 한다. 치료가 성공한 후에도 섭식 장애 환자의 최소 3분의 1 정도는 다시 같은 문제를 겪는다. 체중을 감량하거나 더 건강하게 먹기를 추구할 때도 비슷한 현상이 발생한다. 우리는 건강한 섭식 원칙에 따라 채소와 통곡물을 늘리고, 설탕과 기름은 줄이려고 노력한다. 그러나 몸에 충분한 영양소를 공급해도 무언가 부족함이 느껴진다. 그 이유는 몸이 항상 즐겨 먹던 음식을 요구하기 때문이다.

세워 둔 규칙을 지키려고 해도 음식이 주는 자극, 감정과 생각,

타인의 행동 등 외부 영향으로 계속 방해받는다. 바로 이것이 체중을 감량해도 대부분 일정 시간이 지나면 다시 원래 체중으로 돌아오거나 심지어 더 살이 찌는 '요요 현상'이 일어나는 이유다.[1]

그렇다면 문제가 되는 식습관은 어떻게 극복할 수 있을까? 부족하다는 느낌을 받지 않고 오랫동안 새로운 식습관을 유지할 방법은 없을까?

우리는 식습관을 외부 규칙이 아닌 '내부'에서 통제하는 법을 익혀야 한다. 그러려면 익숙한 식사 욕구와 목표를 서로 조정해야 한다. 이는 결코 쉽지 않은 일이다. 섭식 행동을 통제하려면 개인의 능력, 상황, 추구하는 목표에 따라 다양한 기술이 필요하다.

이런 기술에는 자기 관찰도 포함된다. 섭식 장애 치료와 일반 정신 요법에서도 중요하게 작용하는 자기 관찰은 지속적으로 행동을 변화시킬 수 있는 근거를 마련한다.[2]

환자들은 언제 얼마나 먹었고, 어떤 상황에서 어떤 음식을 먹었으며, 특정 사건과 생각이나 감정이 식사와 관련되었는지 기록한다. 음식을 먹도록 자극하는 외부 동기뿐만 아니라 자신의 감정과 기분에도 주의를 기울인다. 처음에는 쉽지 않지만, 몇 번 연습하다 보면 자신의 느낌을 잘 인지하게 된다. 자기 관찰을 통해 다른 신체 감각과 배고픔을 구분하는 법도 배운다. 배고픔 때문에 생기는 식욕은 감정과 스트레스, 외적 사건의 영향을 받아 생기는 식욕과 다르기 때문이다.

자기 관찰 훈련은 불교의 명상 수행에서 사용하는 기법으로, 현재 일어나는 일을 주의 깊고 객관적으로 관찰한다.

레나는 주의력 훈련을 통해 다른 신체 감각과 배고픔을 잘 구분하지 못한다는 걸 깨달았다. 그러나 인지 훈련을 하면서 다양한 신체 부위의 감각을 관찰하는 도중, 이상한 경험을 했다. 복부에 주의를 기울이면 바로 잠이 왔다. 다른 신체 감각은 어려움 없이 관찰했지만, 복부를 인지하는 순간 잠이 들었다. 여러 번 훈련한 뒤에 드디어 잠은 오지 않게 되었다. 그러나 이번에는 복부가 거대한 구멍처럼 느껴졌다. 훈련이 끝나면 엄청난 양의 음식을 채워 넣어야 하는 구멍이었다. 레나는 복부의 거의 모든 감각을 배고픔으로 해석하는 경향이 있었고, 그 결과 자주 먹고 싶은 충동을 느꼈다.

신체의 배고픔 신호를 잘 식별하게 되자, 레나는 점차 실제 배가 고플 때만 음식을 먹었다. 치료 후 1년 동안 15kg을 감량했고, 처음으로 섭식 장애를 극복할 수 있다는 자신감이 생겼다.

레나는 스트레스를 먹는 걸로 푸는 습관이 있었다. 일상에서 받는 스트레스도 식욕을 일깨웠다. 스트레스를 먹는 걸로 풀지 않고 다른 방법으로 해소하는 법을 배울 때에만 문제가 있는 식습관을 완전히 바꿀 수 있었다. 그럼 먹지 않고 어떻게 스트레스를 극복할 수 있을까?

스트레스를 음식으로 해소하지 않는 법

스트레스를 받을 때 일단 맛있는 것을 찾는 사람이 섭식 장애를 극복하려면 힘든 학습 과정이 필요하다. 독일 뷔르츠부르크 대학에서 개발된 훈련 프로그램은 스트레스를 받으면 먹는 행동을 2개월만에 눈에 띄게 감소시켰다.

훈련은 세 가지 단계로 이루어진다.[3]

첫 번째는 참가자들에게 음식을 섭취하는 데 대한 기본 지식을 제공한다. 어떤 자극이 음식을 먹게 할까? 공복, 포만감, 식욕은 어떻게 생겨날까? 섭식 감정은 무엇이며 왜 필요할까? 훈련 참가자들은 감정이 무엇이며, 그러한 감정을 느끼게 되는 이유와 그 감정을 극복하는 방법을 배운다. 음식을 먹는 행동과 감정에 대해 잘 이해할수록 효과가 크다.

두 번째는 주의력을 키워 자신의 식습관과 그 식습관에 감정이 어떻게 반응하는지를 잘 인식한다. 무엇 때문에 먹게 되는지, 이때 어떤 신체적 감각을 경험하는지, 외부 영향과 배고픔, 스트레스가 먹고자 하는 욕구를 어떻게 높이는지 관찰한다. 자신의 감정과 기분을 관찰하는 것이다.

두려움, 분노, 슬픔 같은 감정을 겪는 상황에서는 자기를 관찰하는 기술을 익히는 게 쉽지 않다. 특히 평생 피하고 싶었던 감정들이라면 직면하기 불편하다. 게다가 이런 감정들은 갑자기 사라지거나 금방 바뀌기도 한다. 이때는 개별 감정 자체가 아니라 감정과 관련한 전체적인 상황으로 주의를 돌리는 편이 낫다.

자기 관찰은 성공적으로 변화하기 위한 전제 조건이다. 그래야 어떤 상황에서 스트레스로 인해 음식을 먹게 되는지 인식할 수 있다. 이를 바탕으로 세 번째는 먹고자 하는 욕구를 잘 통제하고, 충동에 굴복하지 않는 방법을 배운다. 그 결과 스트레스에 대처하는 새로운 전략을 세울 수 있다.

스트레스를 극복하는 전략은 다양한 게 좋다. 그러나 스트레스를 피하거나 억누르려 하지 말고, 가까이 들여다보며 받아들이는 게 가장 중요하다.[4] 이성이 늘 작용하는 건 아니며, 사람들은 모두 내면에 비합리적인 요소가 있다. 이런 요소는 주로 회피하는 감정을 통해 인식된다. 우리가 비합리적일 수도 있음을 알아야 한다.

스트레스를 받거나 좌절했을 때 먹으면서 기분을 끌어 올리려고 하는 사람들에게는 식습관을 바꿀 수 있는 이 세 가지 기술이 필요하다. 스트레스 때문에 생기는 욕구를 알아차리고, 관리하고, 음식 이외의 방식으로 스트레스를 해소해야 한다.

레나도 이 단계에 따라 스트레스가 생기면 먹고자 하는 충동을 자제하려고 노력했다. 몇 주 지나자 당장 음식을 먹는 대신 식욕을 참는 방법을 익히게 되었다. 먹을 것을 찾기보다는 할 수 있는 일들을 적어서 가지고 다녔다.

- 깊게 심호흡하기
- 기도하기
- 산책하기
- 친구에게 전화하기

시간이 지나면서 레나는 스트레스를 다른 방법으로 극복하게 되었다. 폭식이 완전히 사라진 건 아니지만 많이 줄어들었다. 그러나 심한 스트레스를 받게 되면 짜증을 내고 불평한 뒤, TV를 보며 비스킷과 초콜릿을 먹었다. 음식에 정신을 빼앗기는 순간 식욕이 더 커졌다. 이런 식습관이 깊이 박혀 있어서 폭식에서 벗어나기가 매우 힘들었다. 게다가 레나에게는 자기 회의감까지 있었다.

레나는 자신이 무능하고 보잘것없다고 여겼다. 스스로 회의감에 빠져들면 곧장 먹기 시작했고, 음식을 먹으며 안정을 찾았지만 결국 기분은 이전보다 더 나빠졌다. 계획했던 대로 먹지 못했기에 자신을 강하게 비난했다.

자기 회의는 폭식으로 이어졌고, 폭식은 다시 자기 회의를 불러왔다. 레나는 변화 과정의 마지막 단계에서 이러한 자기 회의를 이겨 내고 나서야 식습관을 완전히 바꿀 수 있었다.

사람에게는 자신이 생각하는 자아상이 있다. 이 자아상은 주로 어린 시절과 청소년기의 경험을 통해 만들어진다. 종종 무시당하거나 조롱을 당하고, 성취를 이룰 때만 사랑받았던 사람은 성인이 되어서도 자신감이 없다. 심하면 성인이 되어 심리적 장애를 겪을 수도 있다.

따라서 낮은 자존감을 끌어 올리는 일은 섭식 장애를 치료하는 데 결정적인 역할을 한다. 때로 자신과 관련된 부정적이고 왜곡된 사고 행태를 관찰하는 것도 도움이 된다.

레나는 자신이 실제로 정당한 이유 없이 자신을 부정적으로 평가한다는 걸 깨달았다. 동료에게 지적받으면 정당하지 않은 비판

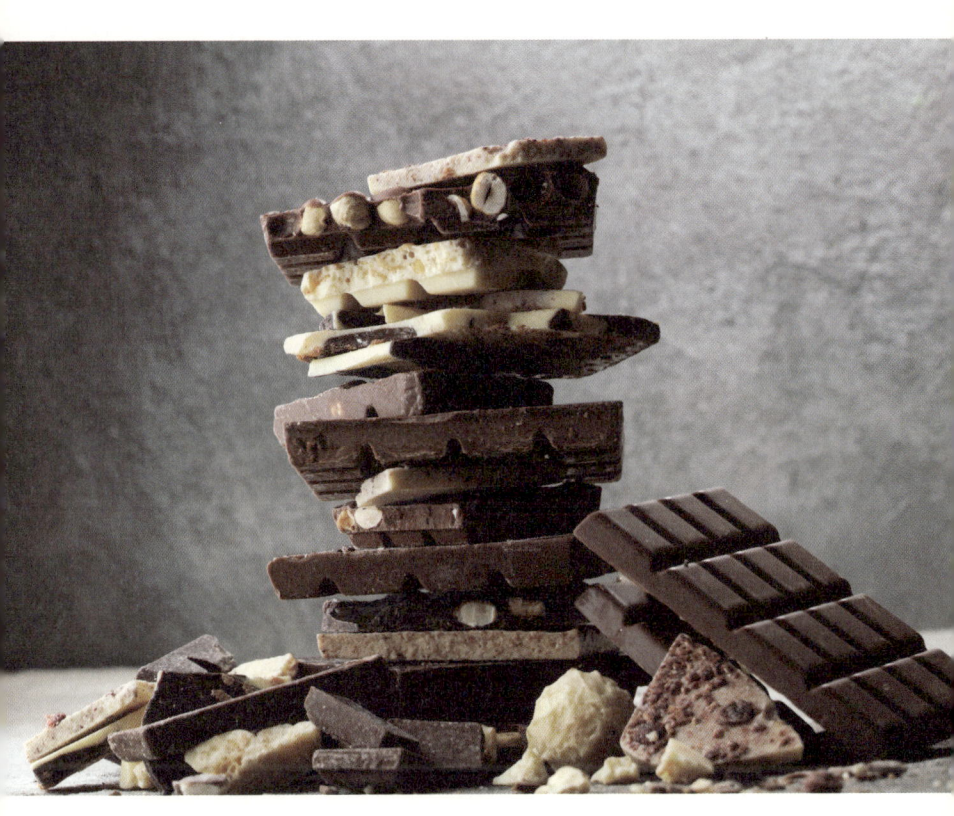

이란 걸 알면서도 자신에게 회의감을 느꼈다. 레나는 자신을 객관적으로 바라보기 시작하면서 차츰 이런 모순들을 깨달아 갔다. 그러면서 자신의 장점에도 조금씩 눈을 떴다. 자기 회의, 우울감, 폭식에는 긴밀한 연관성이 있어 쉽게 끊어지지 않는다. 그러나 감정적 스트레스를 먹는 걸로 풀지 않고 다른 방법으로 해소하면서 자신감도 커졌다. 자신감이 커지면서 회의감은 줄어들고 예전의 식습관에서 벗어날 수 있었다.

레나는 식습관을 조절하면서 공복감과 포만감을 민감하게 인지하게 되었다. 그리고 식욕이 얼마나 다양하게 생겨나는지 깨달았다. 체중은 점차 줄어들었고, 지구력은 눈에 띄게 좋아졌다. 가끔 예전 식습관으로 되돌아갈 때가 있긴 했지만 다시 그만큼 체중을 관리할 수 있었다. 몸은 갑작스러운 변화에 잘 대처하게 되었다. 인슐린 요구량은 감소하고, 혈중 지질 농도와 혈압 수치는 정상화되었다.

섭식 장애가 심각하다면 단번에 자신의 식습관을 바꿀 수 있다. 그러나 이를 오래 유지하기 어렵다. 올바른 습관을 정립하고 끈기 있게 노력할 때에야 이를 고치고 성공할 수 있을 것이다.

먹는 즐거움의 비밀

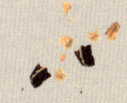

감각을 지나치게 규명하려 들면
즐거움이 사라진다.

모제스 멘델스존

삶이 단순하면 저절로 만족하게 된다.

달라이 라마

먹는 즐거움이란 무엇일까?
먹는 즐거움은 어떻게 생겨나고, 어떤 전제 조건이 필요할까?
즐거움의 법칙을 찾다 보면 거기에 담긴 마법도 만나게 된다.

우리는 캘리포니아 해변의 한 작은 카페의 테라스에 앉아 바다를 바라보았다. 소나무와 바닷물 냄새가 풍겨 왔다. 나는 치즈 샌드위치와 샐러드를 맛있게 먹었다. 미주리주 캔자스시티에서는 구내식당처럼 보이는 소박한 레스토랑에 갔다. 메뉴는 간단했고, 주문한 음식은 플라스틱 쟁반에 담겨 나왔다. 구운 감자를 곁들인 생선, 감자튀김과 맥주는 정말 맛있었다. 사람들은 만족스러운 얼굴로 식당을 나갔다.

여행을 하다 보면 때로 사소하고도 우연한 상황들이 오래 기억에 남는다. 몇 년 전, 피렌체 대성당 근처에서 우연히 간이식당에 들렀다. 그곳에서 토르텔리니를 먹었다. 생크림, 잘게 자른 햄, 파르메산 치즈가 아주 맛있었다. 그 기억은 여전히 나의 맛 신경을 자극한다. 티치노 산을 등반하고 내려오면서는 옥수수죽을 곁들인 쇠고기 찜을 먹었다. 단지 배가 고파서 맛있었던 걸까? 며칠 뒤에는 햇살 속에서 따뜻하게 잘 익은 무화과 열매를 요구르트에 섞어 먹었는데, 그 어떤 음식보다 맛있었다.

즐거움을 느낀다는 건 어떤 의미일까? 먹는 즐거움이란 무엇일까? 이 경험은 어떻게 생길까? 어떤 전제 조건이 필요할까?

먹을 때는 왜 즐거운 걸까?

음식을 먹을 때 생기는 즐거움의 핵심을 찾기 위해 사람들에게 설문 조사를 했다. 응답자들은 각기 다른 음식을 염두에 두고 대답했다. 참치를 곁들인 샐러드, 오리 구이, 달걀 푸딩, 뜨거운 버터를 곁들인 아스파라거스 등.[1] 각자 좋아하는 음식들은 유래, 구성, 영양소 함량, 요리 방식에서 차이가 있었고, 객관적 특성은 보이지 않았다. 사람마다 좋아하는 음식은 각자 다르지만, 음식을 먹을 때 겪었던 경험은 비슷했다. 그때 받았던 감각적인 자극을 설명했는데 유쾌한 감각을 인지했으며, 만족감, 긴장 완화, 포만감, 그리고 사람들과 교류하는 즐거움 등이 동반되었다.

즐거움이란 물질적, 정신적 욕구가 충족될 때 생긴다. 그러나 쾌감은 즐거운 경험 중 일부일 뿐이다. 쾌감과 즐거움에는 분명한 치이기 있다. 뇌 연구 결과, 즐거움은 목표에 맞는 행위에서 나타난다.

우리는 포옹하거나, 해변을 산책하거나, 렘브란트의 그림을 감상하는 등의 활동을 하면서 즐거움, 기쁨 등 감각 인상을 가지게

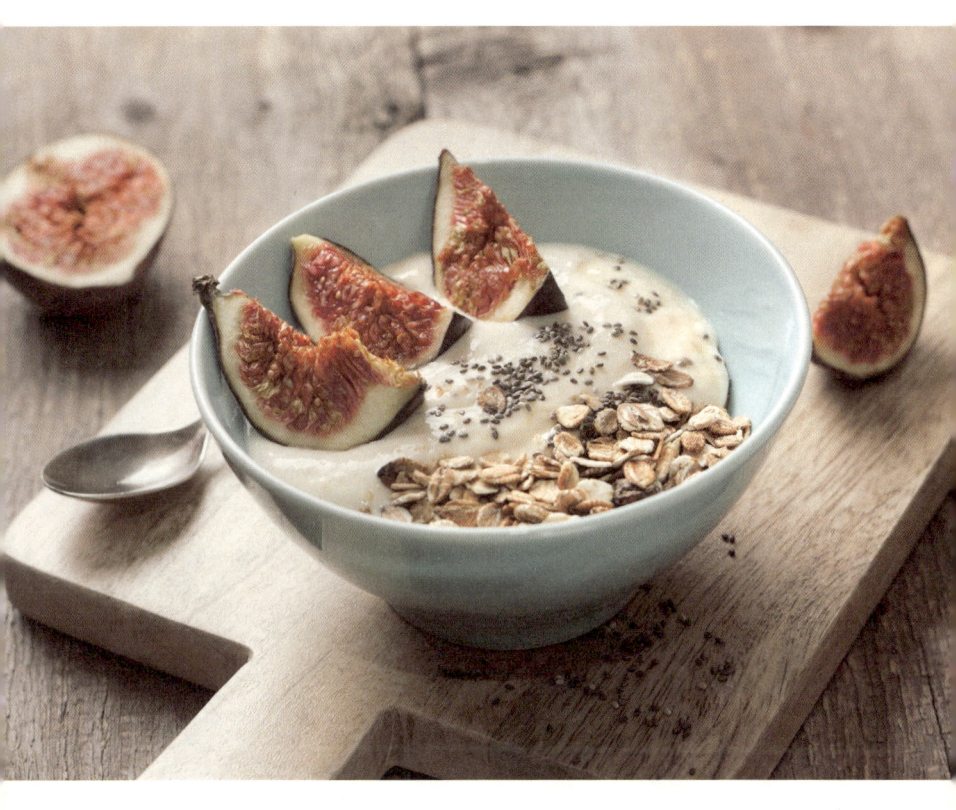

된다. 이때 항상 뇌에서 일어나는 현상이 있다. 이런 감각 인상은 아무 느낌이 없을 때도 순식간에 대뇌피질에 등록된다. 그러다가 곧바로 흥분이 뇌의 다른 영역으로 전파되면서 쾌감을 인지한다.

대뇌피질의 아래쪽, 뇌간과 뇌의 깊은 영역에는 진화 초기에 생겨난 신경 군집이 자리한다. 이 신경 군집은 아주 깊숙이 자리하기에 활성화가 되어도 의식에는 이르지 못한다. 그 안에 아주 오래된 태고의 쾌감이 자리한다. 쾌감이 유용한 자극에 관심 신호를 보내면, 더 위에 자리한 구조가 작동하게 된다. 이런 쾌감의 '핫 스팟'은 대뇌피질 바로 아래 있으며, 각 신경 조직의 크기는 약 $1cm^3$에 불과하다. 그보다 좀 더 위쪽의 안와 전두 피질에서는 감각 인상을 분류하고 평가한다.

즐거움은 이보다 더 높이 자리한 뇌 구조에서 담당한다. 이곳에서 생물학적으로 고정된 '오래된' 쾌감이 관념적으로 처리되고, 연상과 기억으로 풍부해지면서 외부 상황의 특성, 예를 들어 하얀 식탁보, 예쁜 식기, 함께 식사하는 사람 등과 결부된다.[2]

미식 예찬

18세기에 와서 많은 사람이 충분한 식량을 얻으며 풍족함까지 누리게 되자, 음식이 주는 즐거움에 대한 고찰이 이루어졌다. 풍요는 음식 문화도 바꾸었다. 요리는 정교해지고 식사 예절은 더 복잡해졌다. 즐거움을 더하거나 사회적 지위를 자랑하려고 사치스러운 요리를 먹었다. '식도락가'들은 먹는 즐거움을 독창적으로 알렸다.

최대의 즐거움을 얻으려면 특이한 음식과 정교한 준비가 필요하다는 인식은 예전부터 있었다. 이런 현상은 오늘날 훨씬 더 만연해 있는 듯하다. 예전보다 영양 문제가 더 광범위하게 관심을 끌기 때문이다. 잡지, 방송, 음식 블로그에서 최신 음식 경향이 늘 소개된다. 예를 들면 채식, 팔레오 다이어트*, 저탄수화물 식사법 등이 있다. 새로운 유행이 나올 때마다 새로운 요리법이 소개되고, 정교하고 특이한 요리법일수록 더 인기를 끈다. 이 요리법은 '직접 만드는 음식'에 초점이 맞춰진다. 물론 사람들은 이런 요리법을 잡지에서 읽거나 할 뿐, 실제로 요리하지는 않는다. 준비 과정이 너무 복잡하기 때문이다.

프랑스 법관이었던 장 앙텔므 브리야 사바랭이 죽기 직전인 1826년에 쓴 《미식 예찬》**은 당시 큰 인기를 얻었다. 제목만 보면 과학적 내용을 다룬 책으로 보이지만, 실은 음식에 관한 생각과 일화, 조리법을 모아 놓은 책이다.

그는 이 책에서 닭고기 수프와 팬케이크, 초콜릿에 이르기까지 다양한 요리법과 요리 역사도 정리했다. 그리고 소화, 쇠약, 비만을 설명했다. 무엇보다 '먹는 즐거움'과 '식사 쾌락'을 구분했다.

그는 '먹는 즐거움'을 욕구를 충족하는 '직접적인 감각'으로 이해했다. 동물은 배고픔을 잠재우기만 하면 된다는 의미에서 볼 때,

---

* 구석기 시대처럼 먹는 다이어트법

** 원제 《미각의 생리학 Physiologie du goût》

사람과 동물에게 배고픔은 공통으로 나타나는 감각이다. 생물학적으로 오래된 이 쾌감은 뇌의 깊은 곳에 자리한다. 반대로 '식사 쾌락'은 '반사적인 감각'으로 보았다. 이 감각은 다양한 상황에서 식사에 함께하는 사람과 사물을 통해 생겨난다. 음식을 즐기고, 사람들과 함께 먹기를 좋아하는 사람은 단순한 쾌감 이상을 경험한다.

사바랭은 식사 쾌락의 외적 조건도 설명했다. 식당은 밝아야 하고, 식탁에 있는 용품은 아주 깨끗해야 하며, 실내 온도는 16도에서 20도 사이가 좋다. 음식은 가짓수가 너무 많으면 안 되고, 기름진 음식에서 가벼운 음식 순서로 나와야 한다. 그리고 11시 이전에는 자리를 뜨면 안 되지만 자정에는 모두 잠자리에 들어야 한다.[3]

즐거운 식사 분위기는 개인의 선호도와 문화 현상에 따라 달라진다. 그러나 즐거운 경험 자체는 보편적이며, 긍정적인 감정 반응과 목표에 맞는 '반사적인' 행위로 이루어진다.

마인드풀 이팅

먹을 때의 유쾌한 기분과 감정은 즐거운 경험의 기본이며, 목표에 맞는 행위를 통해서만 나타난다. 즐거움은 식사 전부터 시작된다. 음식과 조리법을 선택하고, 어떤 식사 상황을 만들지 결정한다. 배고픔을 잠재운다고 생각하면 상상 속에서 미리 즐거움을 맛볼 수 있다. 배고픔은 감각을 예민하게 하지만, 배고픔을 만족시키면 즐거움이 생긴다.

식탁에서는 식사하는 동안 감각적으로 일어나는 일들에 주의를 기울이고, 때로 의식하지 못한 다양한 기술로 감각 인상을 높일 수 있다. 방해 요소들을 차단하고, 금연하고 향수도 사용하지 않으며, 스마트폰과 TV는 꺼 두자. 모든 감각적 섬세함을 받아들이기 위해 식사 속도도 늦춰 보자.

   식사의 외적 형태는 감각 자극을 더 강화할 수 있다. 고급 레스토랑에서는 음식에 반구형 덮개를 씌워 제공하는데, 음식을 따뜻하게 유지하려는 목적도 있고, 비밀처럼 감췄다가 적절한 순간에 드러내려는 목적도 있다. 이 순간을 기다리는 긴장감과 공개할 때 느끼는 놀라움이 음식의 감각적 효과를 증대한다. 요리가 나오는 순서는 감각적인 대조를 고려해서 관심을 높인다. 가벼운 수프 다음에 무거운 주요리가 나오고, 달콤한 디저트가 마지막으로 나온다. 프랄린의 경우, 초콜릿을 입힌 달콤한 버터크림 속에 이와 대조적인 과일 신맛이 나도록 구성된다. 흔히 사용되는 이완 기법도 이런 대조 효과를 적용한 것으로, 먼저 근육을 긴장시켜야 이완이 더 잘 이루어지는 원리다. 처음의 거부감이 유쾌한 감각으로 바뀔 때 즐거움은 더 커진다.

   식사를 준비하고 감각적인 식사 분위기를 만드는 것도 중요하지만 식사의 사회적 맥락도 고려해야 한다. 즐거운 경험은 종종 다른 사람들과 관련된다. 한 중년 여성을 인터뷰한 일이 있었다. 부모가 아주 검소했기에 그 여성은 어릴 때 소박하게 먹었다. 가장 좋아하는 음식은 건포도를 넣고 구운 효모 빵이었다. 접시에 효모 빵 열다섯 개와 잼이 가득 담겨 있었고, 온 가족이 둘러앉아 축제

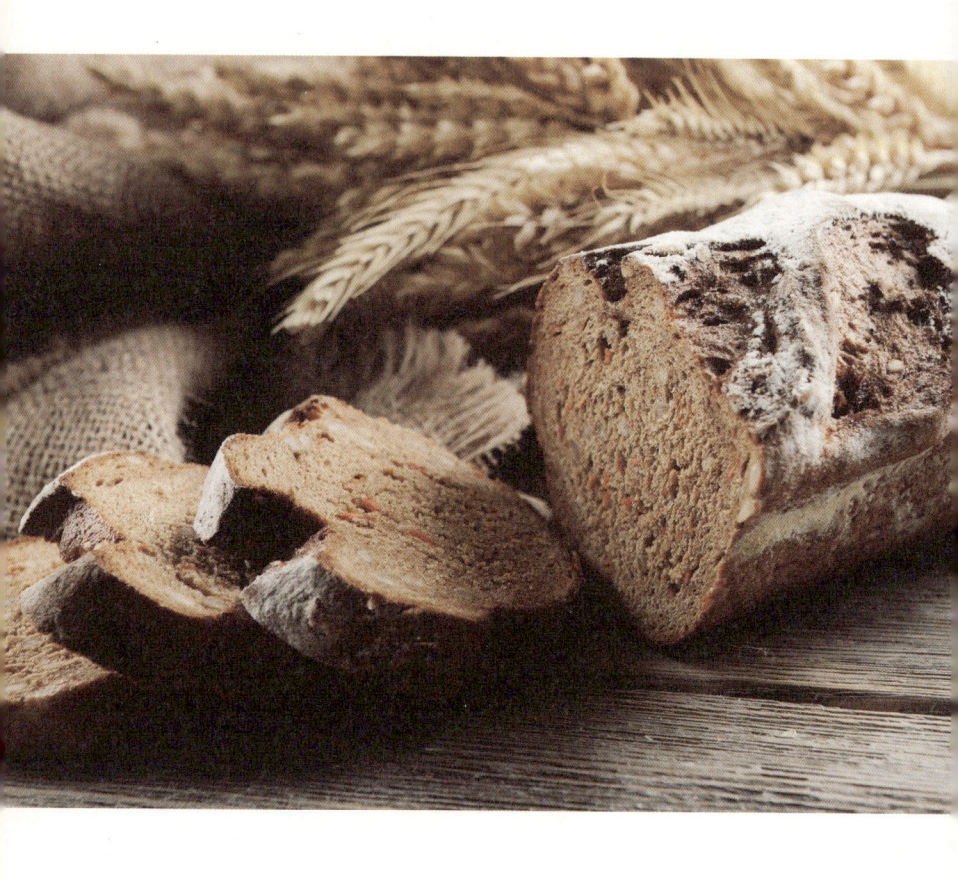

날처럼 즐겁게 빵을 먹었다고 한다.[4]

다른 사람과 함께한다는 것만으로도 즐거움이 커질 수 있다. 특히 상대방의 편안한 기분을 지켜보면 즐거움이 커진다. 감각 인상과 감정 표현에 주목하면서, 상대방이 음식을 즐기는 '으음' 소리만 들어도 자신의 기분이 좋아진다.

우리에게는 즐거움을 누리는 다양한 기술이 있다. 일치감, 감각 인상의 강화, 사회적 자극 등. 그러나 이런 기술도 순간의 행복을 깨닫지 못하면 아무 효과도 발휘하지 못한다. 사바랭의 주장처럼 여기에 즐거움의 비밀이 있다. 행복한 감정은 생생하게 표현할 때만 가치가 있기 때문이다.

이 중년 여성은 이제 효모 빵을 먹으면 자동으로 과거를 떠올리고, 효모 빵의 달콤하고 기름진 맛과 추억이 함께 녹아들면서 즐거움도 커진다. 찰나의 순간에 행복을 인식하게 되면 우리의 경험을 특별히 감사하게 된다.

> "영원한 것은 없기에 나는 현재의 이 순간을 즐깁니다."
> 프레드 브라이언트, 《인생을 향유하기》

음식을 먹으면서 즐거움을 느끼는 방법

미국 심리학자 프레드 브라이언트와 조셉 베로프는 수천 명을 대상으로 사람들이 행복한 경험을 할 때 어떻게 행동하는지 조사했다. 예를 들어 졸업 시험에 합격했을 때의 감격이나 휴가지에서 느끼는 자유로움 등을 물어보았다. 응답자들은 감각적인 인상에 집중하면서 현재의 경험에 몰입하려고 한다고 대답했다. 이런 경험이 덧없이 지나가 버린다는 걸 알기에 소중히 여기려고 한다. 감사함을 경험하고, 자신의 감정과 경험을 다른 사람과 공유한다. 그래서 행복감을 만들 뿐만 아니라 행복감이 더 커지도록 노력한다.

브라이언트와 베로프는 즐거운 경험이 특정 전제 조건에서만 나타난다고 보았다. 성취해 내도록 하는 압박과 사회적으로 하는 비교는 즐거움을 방해한다. 능력주의 사회의 특징은 스트레스와 경쟁이다. 주말이나 휴가를 제외하면 즐길 시간이 별로 없고, 과도한 기대가 주는 압박감과 긴장감은 지금 즐기는 걸 힘들게 한다. 우울증이나 다른 심리 장애를 겪는 사람들에게는 즐기는 일이 더 힘들 수도 있다. 자신의 고통 때문에 감각 인상에 주목하기 힘들다.

그러나 즐기는 것도 배울 수 있다. 특히 먹는 행동과 관련해서는 의미도 있다. 즐겁게 먹으면 삶의 만족도를 높이고, 과식하는 경향과 섭식 장애도 줄일 수 있다.[5]

이런 이유로 심리 치료사들은 행복한 경험을 높이는 훈련 프로그램을 개발했다. 특히 독일 행동 치료사인 리이니 루츠가 세운 '즐거움을 위한 작은 학교'에서는 수많은 연습을 통해 감각 인상에 대한 주의력을 높인다. 프로그램 참가자들은 커피, 오렌지, 약초, 치약 냄새를 맡는다. 솜, 목재, 비단을 만지고 과일, 견과류, 초콜릿을 맛본다. 꽃, 촛불, 사진들을 바라보며 소리와 소음을 듣는다. 여기에서 인상, 기억, 연상을 수집하고 이에 관해 말한다.[6]

즐거움을 조금만 인식해도 기분이 금세 좋아진다. 한 연구에서 학생들에게 매일 20분씩 산책을 시켰다. 한 그룹에는 부드러운 바람이나 햇살 등 행복한 사건이나 경험에 주의를 기울이게 했다. 또 다른 그룹에는 특별한 지시를 내리지 않았다. 그랬더니 즐거움을 인식한 그룹에서 편안한 감정이 뚜렷하게 증가했다.[7]

식사를 즐기려면 충분히 시간을 갖고, 모든 의무감에서 벗어나야 한다. 자신에게 일어나는 일에 집중해야 한다. 특히 식사할 때는 바로 이 순간 얼마나 행복한지 깨달아야 한다. 감각을 열고, 식사하는 동안 감각 자극에 집중하면서, 배고픔이 기분 좋게 가라앉는 걸 느껴 보자. 즐거움을 높이기 위해 외적 상황, 즉 요리를 어떤 순서로 준비할 것인지 등도 살펴야 하지만, 결국에는 지금 행복을 생생하게 경험하는 것이 가장 중요하다.

지나치게 목표를 지향하면 즐거움이 사라지게 되므로 주의해야 한다. 즐거움을 세세한 부분까지 계획할 수는 없다. 완벽한 즐거움과 완벽한 순간이란 없으며, 인위적으로 만들 수도 없다.

어느 고급 레스토랑에서 손님이 주방장을 불러 포도주 잔을 두고 불평하는 걸 본 적이 있었다. 해당 포도주 종류에 어울리지 않는 잔이라는 손님의 항의에 격렬한 토론이 벌어졌다.

지나치게 꼼꼼하게 준비하거나 신경 쓰다 보면 즐기기가 힘들다. 즐거움은 정교한 준비 과정과 사치스러운 음식으로 생기지 않는다. 지나치게 복잡한 음식 문화는 즐거움이 아니라 사회적 위신만 고려한다. 즐거움에 필요한 것은 의식적인 행복한 경험이며, 즐거움은 때로 버터 바른 빵만으로도 충분하다.

    즐거움은 사람마다 다르게 나타나며, 느끼는 방식도 다르다. 한 학생은 맛있는 음식에 관한 인터뷰에서 이렇게 답했다. "남자친구를 초대해서 생선 요리를 해 주었는데, 버터에 구운 생선이 정말 맛있었어요! 구운 양송이로 만든 샐러드도 맛있었고, 시원한 백포도주는 예쁜 잔에 담아 마셨어요. 예쁜 옷을 차려입고, 식탁은 초로 장식하고. 멋진 접시와 냅킨까지 모두 어울렸죠. 대화를 나누며 행복하게 식사를 마친 뒤에는 산책하거나 재미있는 일을 하면서 만족스러운 시간을 보냈어요."[8]

결론

먹고 싶은 감정 조절하기

우리는 접시에 음식을 담고,
딱딱한 빵에 베이컨 기름을 끼얹고는 커피에 설탕을 탔다.
노인은 음식을 입에 넣고 계속 씹어 먹으며 말했다.
"하느님, 정말 좋군요!"
존 스타인벡, 《아침 식사》

음식을 먹을 때는 온전히 먹는 일에 집중해야 한다.
빌리기스 예거

    음식을 먹는 행동은 감정과 연결되어 있다. 행복과 관련된 일에서는 항상 감정이 생긴다. 감정은 삶의 요구에 대처하는 데 도움이 된다. 그래서 음식과 관련해서도 우리는 감정을 경험하게 된다. 감정은 신체의 영양소가 변화하거나 식사하는 동안 받는 감각 인상에서 나온다. 영양소가 부족하면 바로 배고픔을 느낀다. 음식을 보고, 냄새 맡고, 맛보게 되면 욕구 또는 거부감을 느낀다. 이런 감정은 식사의 시작과 마침, 그리고 우리가 무엇을 먹을지까지도 조절한다.

그러나 음식과 감정은 이보다 더 강하게 연결되어 있다. 원래는 음식과 아무 관련이 없는 감정들, 예를 들어 불안, 분노, 슬픔, 기쁨도 식사에 영향을 준다. 감정은 식욕을 강화하거나 억제하면서 식습관을 망칠 수도 있다.

많은 사람이 스트레스를 견디기 위해 먹는다. 음식에서 즐거움을 찾고, 자신의 감정을 위로하는 습관이 생기게 된다. 음식은 감정적인 위기를 극복하기 위한 수단이 되는 것이다. 이렇게 되면 다이어트에는 결코 성공할 수 없다. 조금만 외부에서 자극이 와도 일단 음식을 먹어 즐거움을 찾는다. 이런 경우 다이어트를 꼭 해야 하나, 하는 마음까지 든다. 그럼 이렇게 스트레스를 받는 상황에서는 식습관을 어떻게 조절해야 할까?

첫 단계 – 먹고 싶은 감정을 관찰하기

기본적인 방법은 다음과 같다. '**먹고 싶은 감정이 생기고 사라지는 걸 관찰하기.**' 배고픔과 포만감, 그 밖에 식욕을 일으키는 모든 요인에 주목해야 한다. 조금만 연습해도 식욕을 줄일 수 있다.

음식이 가져오는 감정적 변화에도 주목해야 한다. 맛있는 음식

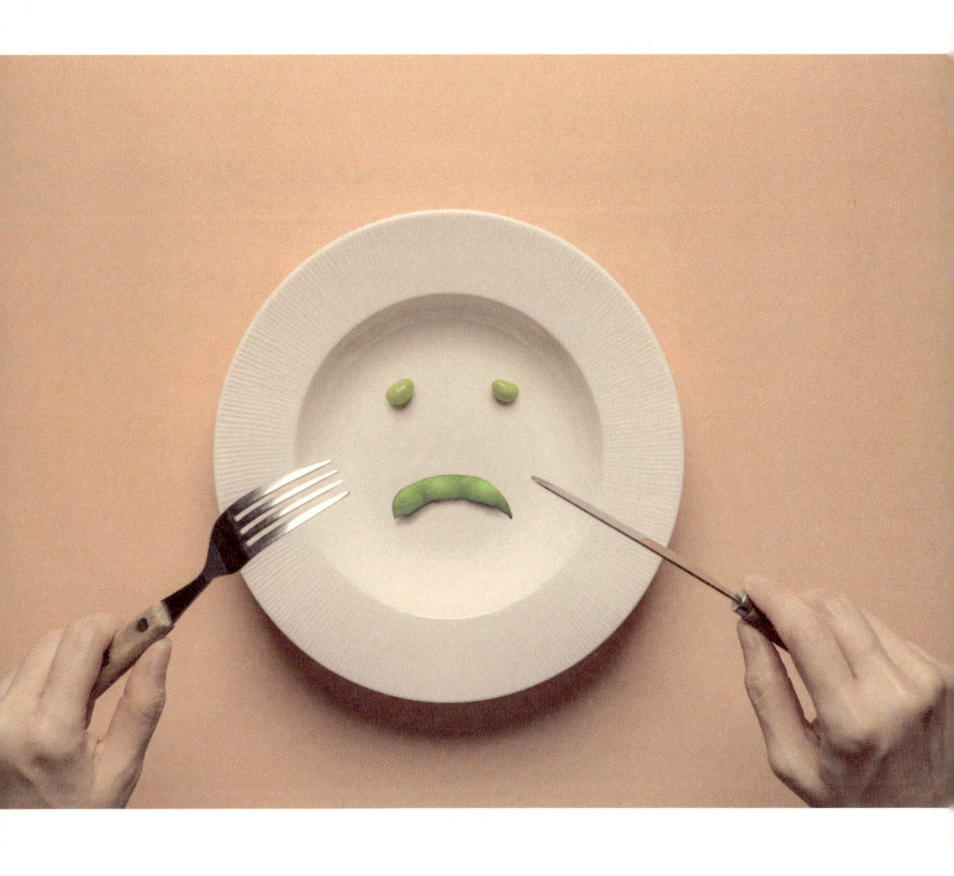

을 보고, 냄새 맡고, 맛을 보면 어떤 일이 벌어질까? 초콜릿 한 조각을 먹으면? 즐거울 때는 무슨 음식을 먹고 싶을까? 이를 관찰하는 것만으로도 도움이 된다.

두 번째 단계 – 먹고 싶은 감정에 저항하기

이 두 번째 단계는 특히 감정적으로 음식을 먹는 문제를 극복할 때 필요하다. '먹고 싶은 감정을 인지하면서 저항하기.' 무엇 때문에 먹고 싶은지 구분해야 한다. 신체적인 배고픔 때문일까? 외부 상황 때문일까? 아니면 스트레스 때문일까?

시간이 지나면서 신체적 또는 정서적 욕구로 인한 식욕이 언제 생기는지 깨닫게 된다. 그러면 먹고 싶은 충동을 억제하고 스트레스를 음식이 아니라 다른 방법으로 극복할 수 있다. 이런 학습 과정에는 끈기가 필요하지만, 분명히 효과는 있다.

세 번째 단계 – 다른 방법으로 스트레스 푸는 방법 찾기

'스트레스를 해소하는 다른 방법 찾기.' 스트레스를 받고 좌절하는 상황에서 일단 먹을 것을 찾는 사람들에게는 특히 도움이 된다. 먹고 싶은 감정이 들었을 때 그 감정을 관찰하기. 감정적으로 생긴 식욕에 지향하기. 스트레스를 해소하는 새로운 방법을 찾아내기. 물론 이때 스트레스를 회피하지 않고 마주하는 것이 중요하다. 때로는 받아들이기만 해도 감정을 견디기가 수월한 경우도 있다. 그리고 힘든 감정을 음식이 아닌 다른 방법으로 해소할 수 있으면 좋지 않은 예전의 식습관을 어느 정도 고칠 수 있다.

감정과 음식이 어떤 관계가 있는지 관심이 있다고 해서 누구나 이런 행동 변화가 필요한 것은 아니다. 감정적으로 먹는 사람이 아니더라도 음식 문제에 관심이 많고 건강한 식생활에 주의를 기울일 수 있다. 그러나 음식에 대해 지나치게 생각하면 먹고 싶은 감정에 소홀해질 수 있다. 그 결과, 음식에 대한 감각이 약화하면서 섭식 장애로 발전할 수 있다.

여기에도 방법은 있다. 자신에게 귀 기울이고, 먹는 것과 관련한 감각과 느낌을 관찰하면서 먹는 행동에 더 집중한다. 영양 섭취라는 목표는 먹을 때 느끼는 감정과 일치할 때에만 달성할 수 있다. 먹고 싶은 감정이 들 때, 이 감정에 주의를 기울이며 대처하자. 자신의 식욕을 잘 살펴서 다른 감정이 개입된 것이 아니라 진짜 배고파서 식욕이 생긴다면 더 자주 먹어도 괜찮다.

이때 기억해야 할 것이 있다. **'조언과 규칙의 효과는 한계가 있다.'** 식습관을 변화시키기는 어렵다. 진정한 도전, 곧 실행은 스스로 해내야 한다.

인간의 섭식 행동은 개인의 경험과 호불호에 따라 결정된다. 사람들은 삶의 과정에서 형성한 자신만의 고유한 음식 세계 안에 살고 있다. 따라서 식습관의 원인을 살펴보려면 과거를 돌아보아야 한다.

그래서 나는 가끔 '오리 구이'를 먹을 때 앞치마를 두른 어머니가 싱크대 앞에 서 있는 모습을 떠올린다. 어느새 성탄절에 온 집

안에 풍기던 오리 구이 냄새도 다시 느껴지고, 빳빳한 식탁보 위에 차려진 파티용 그릇들도 눈에 선하다. 입 안에 감도는 완자, 적양배추, 구운 고기 맛도 느껴진다. 그러면서 지금 먹는 오리 고기도 더 맛있어진다. 내게는 성탄절 식사가 유일한 즐거움이었기 때문이다.

감사의 말

이 책에 도움을 준
모든 이들에게

    이 책이 나오기까지 많은 분이 도움을 주셨다. 처음에 빌헬름 얀케가 내 박사 논문을 지도하면서 작업이 시작되었다. 그 후 하이너 엘그링이 이끄는 팀과 토론을 하면서 연구를 진행해 나갔다. 파리에서 개최된 '유럽 정서 전문가 협회' 회의에 참석했던 니코 프리다, 피오 리치-비티, 버나드 리메, 클라우스 셰러, 마르코 코스타, 요헨 뮐러 등도 작업에 도움을 주었다.

    파리 거리 한 모퉁이의 초콜릿 가게에서도 영감을 받았다. 하이너 엘그링은 이 책의 내용 구성에도 도움을 주었다. 내 원고를 기꺼이 읽어 준 마티아스 쿤스트만과는 열띤 토론도 했다. 데이비드 부스는 자신이 수립한 '에너지 흐름 이론'의 발생에 관해 자세하게 설명해 주었다. 뷔르츠부르크 대학에서 내 강의를 들은 학생들은 흥미로운 청중이자 토론 상대자였다. 이 책을 준비하는 동안 레나

크룩, 테아 에버트, 마렌 푼케에게 전폭적인 지원을 받았다. 우쉬 하르트베르거는 늘 나의 긴장을 풀어 주었다. 우르술라 발마이어 덕분에 멘델스존 인용 문구의 출처를 금방 찾아냈다. 카롤린데 드래거는 원고 교정에 최선을 다해 주었다. 마지막으로 바바라 벤너와 유르겐 볼츠가 없었더라면 내 원고는 결코 책으로 출간되지 못했을 것이다. 내 아내의 무한한 지원도 큰 역할을 했다. 모두에게 진심 어린 감사의 말을 전한다.

미하엘 마흐트
2021년 봄, 독일 뷔르츠부르크에서

역자 후기

내가 먹는 음식이
나를 말해 준다

당신이 먹는 음식이 당신을 말해 준다.

장 앙텔므 브리야 사바랭, 《미식 예찬》

우리는 여러 가지 이유로 먹는다. 배가 고파서, 맛이 있어서, 사람들과 어울리기 위해서 먹는다. 스트레스를 받을 때도 먹고, 심심하거나 외로울 때도 먹는다. 음식에 관해서는 '무엇'을 먹는지도 중요하지만 '왜' 먹는지도 알아야 한다.

이 책은 우리가 '왜' 먹는지에 집중한다. 배고파서 먹는 것은 정상이다. 그러나 배고프지 않을 때도 음식을 찾는 이유가 무엇일까? 우리는 감정과 함께 음식을 먹기 때문이다. 스트레스를 해소하기 위해서 먹고, 좌절하거나 우울할 때도 먹는다. 때로는 감정 때문에 생기는 배고픔과 신체적 배고픔을 구분하지 못해 섭식 장애가 생긴다. 스트레스와 좌절감, 어린 시절의 상처들이 음식에 투영되면서 거식증이나 폭식증으로 이어진다. 따라서 올바른 섭식을 위해서는 자신의 과거를 돌아보고 현재 느끼는 감정에 집중해서 잘 살펴볼 필요가 있다.

"영리한 사람만이 즐기면서 먹을 줄 안다."

장 앙텔므 브리야 사바랭의 또 다른 글이다. 이 책의 저자는 어린 시절 성탄절 식사가 유일한 즐거움이었다고 고백한다. 즐거움을 누리는 기술은 다양하다. 그러나 이런 기술도 순간의 행복을 깨닫지 못하면 효과를 발휘할 수 없다. 행복한 감정은 생생하게 표현해야 가치가 있으며, 여기에 즐거움의 비밀이 있다. 영원한 것은 아무것도 없으니 우리는 현재의 이 순간을 즐겨야 한다.

우리가 무엇을 왜 먹고 싶어 하는지 이 책은 과학적 실험을 토대로 잘 설명하고 있다. '음식'과 '감정'의 관계를 잘 살펴서 '즐거운 식사'로 이어질 수 있게 돕는다. 이 책을 통해 자신이 음식을 먹을 때 느끼는 감정과 식습관을 잘 이해하고, '적절한' 때에 '올바른' 음식을 제대로 '즐기면서' 먹는 법을 배우면 좋겠다.

주

서론

1 '음식과 감정'이라는 주제에 학문적 관심이 높아진 사실을 잘 보여 주는 지표가 있다. 사회과학논문인용색인(SSCI)에서 '감정 섭식'이라는 검색어로 찾은 논문 횟수를 보면 1945년부터 2005년까지 64건인데 비해, 2006년부터 2015년까지는 481건이었다.

2 건강하다고 인식되는 음식을 강박적으로 먹고자 하는 집착도 '건강 음식 집착증 orthorexia nervosa'으로 볼 수 있다. Strahler, J. (2018): Orthorexia nervosa: ein Trend im Ernährungsverhalten oder ein psychisches Krankheitsbild? Aktuelle wissenschaftliche Erkenntnisse: Psychotherapeutenjournal, 1, 20‒26.

우리는 왜 배가 고플까?

1 '미네소타 실험'으로 알려진 이 연구는 두 권으로 발표되었다. Keys, A., Brozek, J., Hanschel, A., Mickelson, O., Taylor, H. L. (1950): The biology of human starvation. Minneapolis: University of Minnesota Press.
Kalm, L. M., Semba, R. D. (2005): They starved so that others be better fed: remembering Ancel Keys and the Minnesota Experiment. Journal of Nutrition, 135, 1347‒1352, S. 1352, Übersetzung des Autors.
Lutteroth, J. (2014): US-Regierungsexperiment ‒ sechs Monate in der Hungerhölle. http://www.spiegel.de/einestages/minnesota-hungerexperiment-1944-nahrungsmangel-fuer-die-forschung-a-958232.html.

2 Häusser, A., Maugg, G. 2011, S. 152.
3 인류 역사의 식량 부족에 관해서는 다음을 참고하라. Murton, B. (2000): Famine. In: Kiple, K. F., Ornelas, K. C. (Hg.): The Cambridge World History of Food, Vol. 2, S. 1411–1427. Cambridge: Cambridge University Press.
Zum Hungerwinter 1946/47: Häusser, A., Maugg, G. (2011): Hungerwinter. Deutschlands humanitäre Katastrophe 1946/47. Berlin: Ullstein. Die zitierte Beschreibung eines Betroffenen: S. 152.
전 세계 기아에 관한 데이터. Welthungerhilfe. (2017). Hunger – Ausmass, Verbreitung, Ursachen. https://www.welthungerhilfe.de/fileadmin/pictures/publications/de/fact_sheets/topics/2016_factsheet_hunger.pdf.
오늘날 독일의 영양실조에 관한 데이터. Pfeiffer, S., Oestreicher, E., Ritter, T. (2016): Hidden and neglected: Food poverty in the global north – the case of Germany. In: H.-K. Biesalski, Black, R.E. (Hg.): Hidden Hunger (S. 16–23). Basel: Karger.
4 아침 식사 실험. Wardle, J. (1987): Hunger and satiety: a multidimensional assessment of response to caloric loads. Physiology & Behavior, 40, 577–582.
5 월터 브래트포드 캐넌의 자료는 다음을 참고하라. Cannon, W. B., Washburn, A. L. (1912): An explanation of hunger. American Journal of Physiology, 29, 441–454, S. 444. Hier wird auch das Luftballon-Experiment beschrieben.
Cannon, W. B. (1945): Der Weg eines Forschers. München: Hermann Rinn Verlag.
마크 로젠즈윅은 배고픔을 생리학적으로 설명하려고 시도한 사람이다.
Rosenzweig, M. R. (1962): The Mechanisms of Hunger and Thirst. In: L. Postman (Hg.): Psychology in the Making. Histories of Selected Research Problems (S. 73–143). New York: Alfred A. Knopf.
6 Hoelzel, F. (1957): Dr. A. J. Carlson and the concept of hunger. American Journal of Clinical Nutrition, 5, 659–662.
7 Stunkard, A. J., Fox, S. (1971): The relationship of gastric motility and hunger: a summary of the evidence. Psychosomatic Medicine, 33, 123–134.
8 공복감에 관한 연구는 아직 활발하지 않다. 그중에서도 중요한 것을 실었다.
Monello, L. F., Mayer, J. (1967): Hunger and satiety sensations in men, women, boys and girls. American Journal of Clinical Nutrition, 20, 253–261.

Harris, A., Wardle, J. (1987): The feeling of hunger. British Journal of Clinical Psychology, 26, 153 – 154.

Friedman, M. I., Ulrich, P., Mattes, R. D. (1999): A figurative measure of subjective hunger sensations Appetite, 32, 395 – 404.

9 Balagura, S. (1973): Hunger: a biopsychological analysis. New York: Basic Books, und Toates, F. M. (1980): Animal behaviour: a systems approach. Chichester: John Wiley & Sons.

10 Booth, D. A. (1972): Postabsorptively induced suppression of appetite and the energostatic control of feding. Physiology & Behavior, 9, 199 – 202.

11 Persönliche Mitteilung von David Booth, 06.05.2015.

12 데이비드 부스의 '에너지 흐름 이론'은 섭식 행동 생리학 연구에 도움이 된다. Booth, D. A. (1976): Approaches to feeding control. In: T. Silverstone (Hg.): Appetite and food intake (S. 418 – 478). Berlin: Abakon; siehe auch: Booth, D. A. (1978): Prediction of Feeding Behaviour from Energy Flows in the Rat. In: D. A. Booth (Hg.): Hunger Models (S. 227 – 278). London: Academic Press.

13 식사 전에 생기는 생리학적 반응은 이들의 연구를 참고하라. Nederkoorn, C., Smulders, F. T. Y., Jansen, A. (2000): Cephalic phase responses, craving and food intake in normal subjects. Appetite, 35, 45 – 55.

과하거나 부족함 없이

1 회계 담당자의 사례 보고. Reeves, A. G., Plum, F. (1969): Hyperphagia, rage, and dementia accompanying a ventromedial hypothalamic neoplasm. Archives of Neurology, 20, 616 – 624.

시상 하부 복내측핵 손상 후 쥐의 섭식 행동. Hetherington, A. W., Ranson, S. W. (1940): Hypothalamic lesions and adipostity in the rat. The Anatomical Record, 78, 149 – 172, und Balagura (1973).

2 시상 하부 외측부 손상 후 쥐의 섭식 행동. Anand, B. K., Brobeck, J. R. (1951): Hypothalamic control of food intake in rats and cats. Yale Journal of Biology and Medicine, 24, 123 – 140.

Beschreibung der näheren Umstände dieses Experiments: Brobeck, J. R. (1993): Remembrance of experiments almost forgotten. Appetite, 21, 225 – 231.

3 시상 하부의 두 중추 이론. Stellar, E. (1954): The physiology of motivation.

Psychological Review, 101, 301 – 311.
4 신경 화학 물질이 음식 섭취에 영향을 주는 것에 관한 연구. Grossman, S. P. (1960): Eating or drinking elicited by direct adrenergic or cholinergic stimulation of hypothalamus. Science, 132, 301 – 302.

Klaus, S. (2014)는 섭식 행동을 조절하는 신경 전달 물질에 관한 내용을 설명한다. Hunger entsteht im Gehirn. In: Verflixtes Schlaraffenland. Wie Essen und Psyche sich beeinflussen (S. 18 – 27). Bonn: aid Infodienst Ernährung, Verbraucherschutz e.V.

5 음식 섭취와 관련된 중추 신경 조절에 관한 개요.
Berthoud, H.-R. (2002): Multiple neural systems controlling food intake and body weight. Neuroscience and Biobehavioral Reviews, 26, 393 – 428.

Berthoud, H.-R., Morrison, C. (2008): The brain, appetite and obesity. Annual Review of Psychology, 59, 55 – 92.

Langhans, W., Geary, N. (2010): Overview of the Physiological Control of Eating. In: W. Langhans, N. Geary (Hg.): Frontiers in Eating and Weight Regulation (S. 9 – 53). Basel: Karger.

Schwartz, G. J., Zeltser, L. M. (2013): Functional organization of neuronal and humoral signals regulating feeding behavior. Annual Review of Nutrition, 33, 1 – 21.

Schwartz, M. W., Woods, S. C., Porte Jr., D., Seeley, R. J., Baskin, D. G. (2000): Central nervous system control of food intake. Nature, 404, 661 – 671.

Woods, S. C., Schwartz, M. W., Baskin, D. G., Seeley, R. J. (2000): Food intake and the regulation of body weight. Annual Review of Psychology, 51, 255 – 277.

6 단식할 때 경험한 배고픔에 관한 연구. Silverstone, J. T., Stark, J. E., Buckle, R. M. (1966): Hunger during total starvation. The Lancet, 287, 1343 – 1344.

7 잭 브렘의 인지 부조화와 관련된 공복감 실험. Brehm, J. W. (1969): Modification of hunger by cognitive dissonance. In: P. G. Zimbardo (Hg.): The cognitve control of motivation (S. 22 – 29). Glenview, Illinois: Scott, Foresman & Company.

8 외부 자극이 있을 때 음식에 의존하는 것에 관한 연구는 여기서 찾아볼 수 있다. Wansink, B. (2004): Environmental factors that increase the food intake and

consumption volume of unknowing consumers. Annual Review of Nutrition, 24, 455–479.

9 포화 한계치를 넘도록 먹기. Cornell, C. E., Rodin, J., Weingarten, H. (1989): Stimulus-induced eating when satiated. Physiology & Behavior, 45, 695–704.
Levitsky, D. A., Youn, T. (2004): The more food young adults are served, the more they overeat. Journal of Nutrition, 134, 2546–2549.

10 조건화된 섭식 행동은 동물 실험에서 처음 규명되었다. Weingarten, H. P. (1983): Conditioned cues elicit feeding in sated rats: A role for learning in meal initiation. Science, 220, 431–433.
Die entsprechende Studie an Kindern: Birch, L. L., Mc Phee, L., Sullivan, S., Johnson, S. (1989): Conditioned meal initiation in young children. Appetite, 13, 105–113.

11 음식 섭취의 기능적 원리는 항상성 기제를 넘어선다. 여기서는 학습 과정이 결정적인 역할을 한다. Ramsay, D. S., Seeley, R. J., Bolles, R. C., Woods, S. C. (1996): Ingestive homeostasis: the primacy of learning. In: E. D. Capaldi (Hg.): Why we eat what we eat: the psychology of eating (S. 11–27). Washington DC: American Psychological Association.

먹고 싶은 감정은 왜 생기는 걸까?

1 파리의 먹이 관련 행동에 관해서는 다음에서 찾을 수 있다. Dethier, V. G., Bodenstein, D. (1958): Hunger in the Blowfly. Zeitschrift für Tierpsychologie, 15, 129–140.
동물의 의식에 관한 의문. Low, P. et al. (2012): Cambridge Declaration on Consciousness in Non-Human Animals. Francis crick memorial conference on consciousness in human and non-human animals. University of Cambridge, Cambridge.

2 신생아에게 미각을 느끼게 하여 표정을 유발하고 이를 체계적으로 조사한 첫 연구로 여겨진다. Steiner, J. E. (1979): Human facial expressions in response to taste and smell stimulation. Advances in Child Development and Behavior, 13, 257–295.
Rosenstein, D., Oster, H. (1988): Differential facial responses to four basic tastes in newborns. Child Development, 59, 1555–1568.

성인의 미각을 자극할 때 보이는 안면 반응. Greimel, E., Macht, M., Krumhuber, E., Ellgring, H. (2006): Facial and affective reactions to tastes and their modulation by sadness and joy. Physiology & Behavior, 89, 261–269.

미각에 관련된 쥐의 감정적 반응. Grill, H. J., Norgren, R. (1978): The taste reactivity test. I. Oral-facial responses to gustatory stimuli in neurologically normal rats. Brain Research, 143, 263–279.

여러 종류의 종들 묘사. Berridge, K. C. (2000): Measuring hedonic impact in animals and infants: microstructure of affective taste reactivity patterns. Neuroscience and Biobehavioral Reviews, 24, 173–198.

Steiner, J. E., Glaser, D., Hawilo, M. E., Berridge, K. C. (2001): Comparative expression of hedonic impact: affective reactions to taste by human infants and other primates. Neuroscience and Biobehavioral Reviews, 25, 53–74.

3 인간이 먹는 다양한 음식에 관하여. Dufour, D. L., Sander, J. B. (2000): Insects. In: Kiple, K. F., Ornelas, K. C., S. 546–554, und Aaronson, S. (2000). Fungi, ebenda, S. 313–334.

4 Wilkins, L., Richter, C. P. (1940): A great craving for salt by a child with cortico-adrenal insufficieny. Journal of the American Medical Association, 114, 866–868.

5 임신 중 먹고 싶은 음식. Orloff, N. C., Holmes, J. M. (2010): Pickles and ice cream: Food cravings in pregnancy: hypotheses, preliminary evidence, and directions for future research. Frontiers in Psychology, 5, Article 1976.

Young, S. L. (2010): Pica in pregnancy: New ideas about an old condition. Annual Review of Nutrition, 30, 403–422.

6 타고난 식욕에 관한 비판적 논의. Galef, B. G. (1991): A contrarian view of the wisdom of the body as it relates to dietary self-selection. Psychological Review, 98, 218–223.

Schulkin, J. (2005): Curt Richter: a life in the laboratory. Baltimore: John Hopkins University Press, S. 47–76.

7 Curt Richters Thiaminexperiment: Schulkin (2005), S. 65. Zu den Folgen eines Thiaminmangels: Biesalski, H.-K., Grimm, P. (2011): Taschenatlas der Ernährung. Stuttgart: Thieme, S. 164.

8 음식 거부감의 학습 및 준비. Garcia, J., Koelling, R. A. (1966): Relation of cue

to consequences in avoidance learning. Psychonomic Science, 4, 123-124. Seligman, M. E. P., Hager, J. L. (1972): Biological boundaries of learning. New York: Appleton-Century-Crofts.

9 티아민에 관한 타고난 식욕이 없는 쥐가 티아민 결핍을 해소하는 방법. Rozin, P. (1967): Specific aversions as a component of specific hungers. Journal of Comparative and Physiological Psychology, 64, 237-242.

10 식품에서 생기는 영양소. Deutsche Gesellschaft für Ernährung (2009): Die Nährstoffe. Bonn; sowie Biesalski & Grimm (2011).

11 후천적으로 생기는 단백질 선호도 실험에서 단백질을 연상시키는 맛의 선호도는 식사 후반부에 먹는 음식, 특히 다양한 푸딩의 선택에서 뚜렷하게 나타났다. Gibson, E. L., Wainwright, C. J., Booth, D. A. (1995): Disguised protein in lunch after low-protein breakfast conditions food-flavor preferences dependent on recent lack of protein intake. Physiology & Behavior, 58, 363-371.
탄수화물이 들어간 음식에 대한 식욕이 학습되었음은 데이비드 부스에 의해 입증되었다. Booth, D. A., Mather, P., Fuller, J. (1982): Starch content of ordinary foods associatively conditions human appetite and satiation, indexed by intake and eating pleasantness of starch-paired flavours. Appetite, 163-184.
맛, 영양소 학습에 관한 실험은 여기에 정리되어 있다. Yeomans, M. (2012): Flavour-nutrient learning in humans: An elusive phenomenon? Physiology & Behavior, 106, 345-355.
미각을 학습하는 인간에 관한 실험. Capaldi, E. D., Privitera, G. J. (2008): Decreasing dislike for sour and bitter in children and adults. Appetite, 50, 139-145.
신생아의 학습 과정에 관해서는 다음을 참고하라. Gibson, E. L., Brunstrom, J. M. (2007): Learned influences on appetite, food choice, and intake: evidence in human beings. In: Cooper, S. J., Kirkham, T. C. (Hg.): Appetite and body weight: integrative systems and the development of anti-obesity drugs (S. 271-300). London: Academic Press. Die Arbeit gibt einen Überblick über die Bedeutung von Lernprozessen im menschlichen Essverhalten.
Den Begriff der metabolischen Erwartung ist entnommen aus Booth, D. A. (1977): Appetite and satiety as metabolic expectancies. In: Y. Katsuki, M. Sato, S. F. Takagu, Y. Oomura (Hg.): Food Intake and Chemical Senses (S. 317-330).

Tokyo: University of Tokyo Press.
초콜릿에 관한 갈망과 배고픔 간의 관계에 관한 연구. Gibson, E. L., Desmond, E. (1999). Chocolate craving and hunger state: implications for the acquisition and expression of appetite and food choice. Appetite, 32, 219–240.

12 1724년 하멜른 인근 야산에서 발견된 소년. Blumenthal, P. J. (2005): Kaspar Hausers Geschwister. München: Piper, S. 126.
버려진 아이의 섭식 행동에 관해서는 이것을 참고하라. Zingg, R. M. (1940): Feral man and extreme cases of isolation. American Journal of Psychology, 53, 487–517, S. 506–509.

13 성인의 행동이 어린이의 음식 선호에 미치는 영향. Addessi, E., Galloway, A. T., Visalberghi, E., Birch, L. L. (2005): Specific social influences on the acceptance of novel foods in 2–5-year-old children. Appetite, 45, 264–271.
인간의 섭식 행동과 관련된 사회적 자극에 관한 연구. Castro, J. M. (1990): Social facilitation of duration and size but not rate of the spontaneous meal intake of humans. Physiology & Behavior, 47, 1129–1135.

14 뷔르츠부르크 대학에서 시행한 인터뷰 내용. Golms, J., Kramer, M. A. (2004): Geschmackserinnerungen – Esssituationen im autobiografischen Gedächtnis. Forschungsbericht Lehrstuhl für Psychologie I: Universität Würzburg.

15 고추를 맛있다고 느낄 수 있기 위해. Rozin, P., Schiller, D. (1980): The nature and acquisition of a preference for chili pepper by humans. Motivation and Emotion, 4, 77–101.
식습관이 사회적으로 다른 무리와 구분 짓기 위해 사용되는 법. Bourdieu, P. (1987): Die feinen Unterschiede: Kritik der gesellschaftlichen Urteilskraft. Frankfurt am Main: Suhrkamp.

16 Young, P. T. (1957): Psychologic factors regulating the feeding process. American Journal of Clinical Nutrition, 5, 154–161.

17 배고픔에 관한 육체적인 감각. Monello & Mayer (1967) sowie Schultz-Gambard, F. (1988): Indikatoren von Hunger. Psychophysiologische Untersuchung zur Wirkung einer 24-stündigen Nahrungsdeprivation. Dissertation, Universität Bielefeld.
음식 부족으로 인한 입의 촉감 변화. Topolinski, S., Türk-Pereira, P. (2012): Mapping the tip of the tongue – deprivation, sensory sensitisation, and oral

haptics. Perception, 41, 71-92.

18 참가자에게 알리지 않은 채 인슐린을 투입해 혈당을 낮추는 실험. Gold, A. E., MacLeod, K. M., Frier, B. M., Deary, I. J. (1995): Changes in mood during acute hypoglycemia in healthy participants. Journal of Personality and Social Psychology, 68, 498-504.

19 Denton, D. A., McKinley, M. J., Farrell, M., Egan, G. F. (2009): The role of primordial emotions in the evolutionary origin of consciousness. Consciousness and Cognition, 18, 500-514.

20 Yeomans, M. (1996): Palatability and the micro-structure of feeding in humans: the appetizer effect. Appetite, 27, 119-133.

Bellisle, F., LeMagnen, J. (1980): The analysis of human feeding patterns: the edogram. Appetite, 1, 141-150.

Bellisle, F., LeMagnen, J. (1981): The structure of meals in humans: Eating and drinking patterns in lean and obese subjects. Physiology and Behavior, 27, 649-658.

감정과 음식은 어떤 관계일까?

1 일상 생활에서 겪는 감정의 빈도에 관한 연구. Scherer, K. R., Wranik, T., Sangsue, J., Tran, V., Scherer, U. (2004): Emotions in everyday life: probability of occurrence, risk factors, appraisal and reaction patterns. Social Science Information, 43, 499-570.

2 Meyer, W. U., Schützwohl, A., Reisenzein, R. (1993): Einführung in die Emotionspsychologie (Band 1). Bern: Huber, S. 15.

3 Solomon, R. C. (2000): Gefühle und der Sinn des Lebens. Frankfurt: Zweitausendeins, S. 106.

4 감정 표현에 관하여. Ellgring, H. (1986): Nonverbale Kommunikation. In: H. S. Rosenbusch (Hg.): Körpersprache in der schulischen Entwicklung (S. 7-48). Baltmannsweiler: Pädagogischer Verlag Burgbücherei Schneider.

5 감정의 정의와 기능. Kleinginna, P. R., Kleinginna, A. M. (1981): A categorized list of emotion definitions with suggestions for a consensual definition. Motivation and Emotion, 5, 345-379.

Scherer, K. R. (1984): On the nature and function of emotion. In: K. R.

Scherer, Ekman, P. (Hg.): Approaches to emotion (S. 293-318). Hillsdale, New Jersey: Lawrence Erlbaum Associates.

Frijda, N. (1986): The emotions. Cambridge: Cambridge University Press.

Lazarus, R. S., Lazarus, B. N. (1994): Passion and reason. New York: Oxford University Press, S. 179-181.

기본적인 감정 개념에 관하여. Ekman, P. (1992): An argument for basic emotions. Cognition and Emotion, 6, 169-200.

개인적인 감정의 기능에 관하여. Frijda (1986) und Izard, C. E., Ackerman, B. P. (2000): Organizational and motivational functions of discrete emotions. In: Lewis, M., Haviland, J. M. (Hg.): Handbook of emotions (S. 253-264). New York: Guilford Press.

즐거움의 기능. Frederickson, B. (1998): What good are positive emotions? Review of General Psychology, 2, 300-319.

6   Chapman, H. A., Kim, D. A., Susskind, J. M., Anderson, A. K. (2009): In bad taste: Evidence for the oral origins of moral disgust. Science, 323, 1222-1226.

역겨움의 심리학 소개. Rozin, P., Haidt, J. McCauley, C. R. (2000): Disgust. Handbook of emotions, 637-653.

7   Carus (1846), zit. nach Schneider, K. (1990): Emotionen. In: H. Spada (Hg.): Lehrbuch Allgemeine Psychologie (S. 403-499). Bern: Huber.

Thayer, R. E. (2001): Calm energy - how people regulate mood with food and exercise. Oxford: Oxford University Press.

감정과 식욕

1   Macht, M., Roth, S., Ellgring, H. (2002): Chocolate eating in healthy men during experimentally induced sadness and joy. Appetite, 39, 147-158.

Eine weitere Studie dazu stammt von Willner, P., Healy, S. (1994): Decreased hedonic responsiveness during a brief depressive mood swing. Journal of Affective Disorders, 32, 13-20.

슬픔과 기쁨의 경험과 행동. Frijda (1986), Frederickson (1998), Izard & Ackerman (2000).

2   Schachter, S., Goldman, R., Gordon, A. (1968): Effects of fear, food deprivation, and obesity on eating. Journal of Personality & Social Psychology, 10,

91-97.
3 스트레스와 음식 섭취의 관계에 관하여. Robbins, T. W., Fray, P. J. (1980): Stress-induced eating: fact, fiction or misunderstanding? Appetite, 1, 103-133. Greeno, G. G., Wing, R. R. (1994): Stress-induced eating. Psychological Bulletin, 115, 444-464.
Strongman, K. T. (1965): The effect of anxiety on food intake in the rat. Quarterly Journal of Experimental Psychology, 17, 255-260.
Strongman, K. T., Coles, M. G. H., Remington, R. E., Wookey, P. E. (1970): The effect of shock duration and intensity on the ingestion of food of varying palatability. Quarterly Journal of Experimental Psychology, 22, 521-525.
4 다이어트를 하는 빈도. Hill, A. J. (2017): Prevalence and demographics of dieting. In: K. Brownell, Walsh, B. T. (Hg.): Eating Disorders and Obesity. A Comprehensive Handbook (S. 103-108). New York: Guilford Press.
Brunner, F., Resch, F. (2015): Diätverhalten und Körperbild im gesellschaftlichen Wandel. In: S. Herpertz et al. (Hg.): Handbuch Essstörungen und Adipositas (S. 9-14). Berlin Heidelberg: Springer.
5 다이어트의 경제적인 중요성과 효과. Mann, T. (2015): Secrets from the eating lab. New York: Harper Collins., Kapitel 1.
Neumark-Sztainer, D., Loth, K. A. (2017): The impact of dieting. In: K. Brownell, Walsh, B. T. (Hg.): Eating disorders and obesity. A comprehensive Handbook (S. 109-115). New York: Guilford Press; Hill (2017).
6 Herman, C. P., Polivy, J. (1980): Restrained eating. In: A. J. Stunkard (Hg.): Obestiy (S. 208-225). Philadelphia: W. B. Saunders.
Herman, C. P., Polivy, J. (1975): Anxiety, restraint and eating behavior. Journal of Abnormal Psychology, 84, 662-672.
Westenhöfer, J. (1996): Gezügeltes Essverhalten und Störbarkeit des Essverhaltens. Göttingen: Hogrefe.
7 Macht, M. (2008): How emotions effect eating: a five way model. Appetite, 50, 1-11.
8 Holzhaider, H.: ≫Das bin doch nicht ich≪, Süddeutsche Zeitung, Freitag, 25. Juni 2010, Nr. 143, S. 47.
9 Thayer, R. E., Newman, J. Robert, McClain, T. M. (1994): Self-regulation of

mood: Strategies for changing a bad mood, raising energy, and reducing tension. Journal of Personality and Social Psychology, 67, 910-925.

Parkinson, B., Totterdell, P. (1999): Classifying affect-regulation strategies. Cognition and Emotion, 13, 277-303.

Gross, J. J. (1998): The emerging field of emotion regulation. Review of General Psychology, 2, 271-299.

10 Gross, J. W. (1998): Antecedent- and response-focused emotion regulation: divergent consequences for experience, expression and physiology. Journal of Personality and Social Psychology, 74, 224-237.

11 감정표현불능증 환자와 하는 대화. Bagby, R. M., Taylor, G. J. (1997): Affect dysregulation and alexithymia. In: G. J. Taylor, Bagby, R. M., Parker, J. D. A. (Hg.): Disorders of affect regulation: Alexithymia in medical and psychiatric illness (S. 26-45). Cambridge: Cambridge University Press, S. 32-33 (Übersetzung hier: Dr. Jochen Müller).

감정표현불능증의 개념과 개요. Müller, J. (2003): Psychophysiologische Reaktivität bei Alexithymie. Dissertation. Universität Würzburg.

기분을 좋게 하는 음식

1 초콜릿의 역사에 관하여. Davidson, A. (1999): Chocolate. In: A. Davidson (Hg.): The Oxford Companion to Food (S. 176-181). Oxford: Oxford University Press.

코코아를 의학적으로 사용하는 데 관한 역사적 개요. Dillinger, T. L., Barriga, P., Escárcega, S., Jimenez, M., Salazar Lowe, D., Grivetti, L. E. (2000): Food of the gods: cure for humanity? A cultural history of the medicinal and ritual use of chocolate. The Journal of Nutrition, 130, S. 2057-2072.

2 초콜릿의 갈망과 소비에 관한 연구. Hetherington, M. M., MacDiarmid, J. I. (1993): ≫Chocolate addiction≪: a preliminary study of its description and its relationship to problem eating. Appetite, 21, 233-246.

Hill, A. J., Heaton-Brown, L. (1994): The experience of food craving: a prospective investigation in healthy women. Journal of Psychosomatic Research, 38, 801-814.

초콜릿 생산을 위해. Ziegleder, G., Danzl, W. (2016): Das Conchieren. Die

Entstehung des feinen Schokoladengeschmacks. Journal Culinaire, 23, 104 – 109.

3 코코아에 포함되어 있는 향료. Vilgis, T. (2016): Schokoladengenuss unter molekularer Kontrolle. Journal Culinaire, 23, 92 – 103.

코코아의 감정적 효과에 관한 정신약리학적인 실험. Smit, H. J., Gaffan, E. A., Rogers, P. J. (2004): Methylxanthines are the psycho-pharmacologically active constituents of chocolate. Psychopharmacology, 176, 412 – 419.

4 식욕은 중독성이 있다 해도 향정신성 물질의 작용으로 볼 수는 없다. Weiteres hierzu bei Rogers, P. J., Smit, H. J. (2000): Food craving and food ≫addiction≪: a critical review of the evidence from a biopsychosocial perspective. Pharmacology, Biochemistry and Behavior, 66, 3 – 14.

5 세로토닌 가설. Wurtman, R. J., Wurtman, J. J. (1989): Carbohydrates and depression. Scientific American, 260, 50 – 57.

탄수화물이 풍부하게 함유된 음식이 스트레스에 미치는 영향. Markus, C. R., Panhuysen, G., Tuiten, A. (1998): Does carbohydrate-rich, protein-poor food prevent a deterioration of mood and cognitive performance of stress-prone subjects when subjected to a stressful task? Appetite, 31, 49 – 65.

소량의 단백질이라도 혈액 내 트립토판의 증가를 방해한다는 연구 결과는 여기에 요약되어 있다. Benton, D. (2002): Carbohydrate ingestion, blood glucose and mood. Neuroscience and Biobehavioral Reviews, 26, 293 – 308.

6 Smith, B. A., Fillion, T. J., Blass, E. M. (1990): Orally mediated sources of calming in 1- to 3-day-old human infants. Developmental Psychology, 26, 731 – 737, die Studie mit den Erwachsenen von Macht, M., Müller, J. (2007): Immediate effects of chocolate on experimentally induced mood states. Appetite, 49, 667 – 674.

7 Willner, P., Benton, D., Brown, E., Survijt, C., Davies, G., Morgan, J., Morgan, M. (1998): ≫Depression≪ increases ≫craving≪ for sweet rewards in animal and human models of depression and craving. Psychopharmacology, 136, 272 – 283.

Ulrich-Lai, Y. M. et al. (2010): Pleasurable behaviors reduce stress via brain reward pathways. Proceedings of the National Academy of Sciences, 107, 20529 – 20534.

8 Auster, P. (1990): Mond über Manhattan, Rowohlt, Reinbek, S. 371.
9 Lyman, B. (1989): A psychology of food, more than a matter of taste. New York: Van Nostrand Reinhold, S. 131-138.
Hartmann, A. (1994): Zungenglück und Gaumenqualen. Geschmackserinnerungen. München: Beck.
10 Troisi, J. D., Gabriel, S. (2011): Chicken soup really is good for the soul: ≫comfort food≪ fulfills the need to belong. Psychological Science, 22, 747-753.
Troisi, J. D., Gabriel, S., Derrick, J. L., Geisler, A. (2015): Threatened belonging and preference for comfort food among the securely attached. Appetite, 90, 58-64.
11 Bernard, A. (2001): Das letzte Gericht. Henkersmahlzeiten in den USA. In: Süddeutsche Zeitung, 10. August 2000, Nr. 183, S. 15.
12 Macht, M., Dettmer, D. (2006): Everyday mood and emotions after eating a chocolate bar or an apple. Appetite, 46, 332-336.
13 어린이가 선호하는 음식과 음식의 칼로리 간에는 깊은 연관성이 있다. Birch, L. L., Doub, A. E. (2014): Learning to eat: birth to age 2 y. American Journal of Clinical Nutrition, 99, S. 723-728.
지방을 주입하면 부정적인 감정을 약화시킨다. Van Oudenhove, L. et al. (2011): Fatty acid-induced gut-brain signaling attenuates neural and behavioral effects of sad emotion in humans. Journal of Clinical Investigation, 121, 3094-3099.
위장의 영양 감지. Sclafani, A. (2013): Gut-brain nutrient signaling: Appetition vs. satiation. Appetite, 71, 454-458.
위로를 주는 음식은 칼로리가 높은 경우가 많다. Oliver, G., Wardle, J. (1999): Perceived effects of stress on food choice. Physiology and Behavior, 66, 511-515.
14 고칼로리 음식은 스트레스 반응을 줄여 주는 효과가 있다. Dallman, M. F. et al. (2003): Chronic stress and obesity: a new view of ≫comfort food≪. Proceedings of the National Academy of Sciences, 100, 11696-11701.
15 Gößwald, A., Lange, M., Kamtsiuris, P., Kurth, B.-M. (2012): DEGS: Studie zur Gesundheit Erwachsener in Deutschland. Bundesgesundheitsblatt-Gesundheitsforschung-Gesundheitsschutz, 55, 775-780.
16 Bolton, R. (1973): Aggression and hypoglycemia among the Quolla: a study in

psychobiological anthropology. Ethnology, 12, 227–257.
17 Zum Begriff der Selbstkontrolle siehe zum Beispiel: Reinecker, H. (1999): Lehrbuch der Verhaltenstherapie. Tübingen: DGVT-Verlag, S. 300–326.
18 단기간에 칼로리를 적게 섭취하면 감정적으로 더 민감하게 반응할 가능성이 높아진다. Macht, M. (1996): Effects of high- and low-energy meals on hunger, physiological processes and reactions to emotional stress. Appetite, 26, 71–88.
포도당은 어린이의 공격적인 성향을 감소시킬 수 있다. Benton, D., Brett, V., Brain, P. F. (1987): Glucose improves attention and reaction to frustration in children. Biological Psychology, 24, 95–100.
성인에 관한 관찰. Benton, D., Owens, D. (1993): Is raised blood glucose associated with the relief of tension? Journal of Psychosomatic Research, 37, 723–735.

감정적으로 먹는 사람

1 크라이스트처치에서 일어난 지진 이후의 식습관. Kuijer, R. G., Boyce, J. A. (2012): Emotional eating and its effect on eating behaviour after a natural disaster. Appetite, 58, 936–939.
Carmassi, C., Bertelloni, C. A., Massimetti, G., Miniati, M., Stratta, P., Rossi, A. Dell'Osso, L. (2015): Impact of DSM-5 PTSD and gender on impaired eating behaviors in 512 Italian earthquake survivors. Psychiatry Research, 225, 64–69.
2 Macht, M., Simons, G. (2000): Emotions and eating in everyday life. Appetite, 35, 65–71.
Macht, M., Haupt, C., Ellgring, H. (2005): The perceived function of eating is changed during examination stress: a field study. Eating Behaviors, 6, 109–112.
3 비만의 심리적 개념 요약. Zusammenfassende Darstellung des ≫psychosomatischen Konzepts≪ des Übergewichts: Kaplan, H. I., Kaplan, H. S. (1957): The psychosomatic concept of obesity. Journal of Nervous and Mental Disease, 125, 181–201.
병적인 섭식 패턴과 비만의 관계에 관한 최근 보고. McCuen-Wurst, C., Allison, K. C. (2018): Obesity, eating disorders and addiction. In: T. Wadden, Bray, G. A. (Hg.): Handbook of obesity treatment (S. 169–181). New York: Guilford Press.

감정 섭식과 비만의 관계에 대하여. Gibson, E. L. (2012): The psychobiology of comfort eating: implications for neuropharmacological interventions. Behavioural Pharmacology, 23, 442–460.
Nagl, M., Hilbert, A., de Zwaan, M., Braehler, E., Kersting, A. (2016): The German version of the Dutch eating behavior questionnaire: psychometric properties, measurement invariance, and population-based norms. PloS one, 11(9), e0162 510.

4 급격한 변화 상황에서 보이는 인간의 행동에 대한 실험. Cantor, M. B., Smith, S. E., Bryan, B. R. (1982): Induced bad habits: adjunctive ingestion and grooming in human subjects. Appetite, 3, 1–12.

5 우울할 때 초콜릿 같은 음식을 먹는 감정 섭식자의 보상 체계 활성화에 관한 연구. Bohon, C., Stice, E., Spoor, S. (2009): Female emotional eaters show abnormalities in consummatory and anticipatory food reward: A functional magnetic resonance imaging study. International Journal of Eating Disorders, 42, 210–221.
보상 체계의 민감성과 그에 따른 체중 증가. Stice, E., Yorkum, S. (2017): Cognitive neuroscience and the risk for weight gain. In: K. Brownell, Walsh, B. T. (Hg.): Eating disorders and obesity. A comprehensive handbook (S. 78–83). New York: Guilford Press.

6 감정 섭식과 호르몬. Klump, K. L. et al. (2013): The interactive effects of estrogen and progesterone on changes in emotional eating across the menstrual cycle. Journal of Abnormal Psychology, 122, 131–137.
신경 전달 물질 체계의 유전적 특성은 정서적으로 힘들게 양육된 청소년들의 감정 섭식 가능성을 높인다. van Strien, T., Snoek, H. M., van der Zwaluw, C. S., Engels, R. C. M. E. (2010): Parental control and the dopamine D2 receptor gene (DRD2) interaction on emotional eating in adolescence. Appetite, 54, 255–261.

7 Harlow, H. (1958): The nature of love. American Psychologist, 13, 673–685 (S. 677). Übersetzung aus Slater, L. (2005): Von Menschen und Ratten. Weinheim: Beltz, S. 181.

8 Bruch, H. (1961): Transformation of oral impulses in eatings disorders: a conceptual approach. Psychiatric Quarterly, 35, 458–481.

Bruch, H. (1969): Hunger and instinct. Journal of Nervous and Mental Disease, 149, 91 – 114.

9 먹는 행동이 유아기에 미치는 영향은 Birch & Doub (2014)에 요약되어 있다. 먹는 것을 통한 편안함에 관한 최근의 연구는 Cynthia Stifter에서 나왔다. Stifter, C. A., Anzman-Frasca, S., Birch, L. L., Voegtline, K. (2011): Parent use of food to soothe infant/toddler distress and child weight status. An exploratory study. Appetite, 57, 693 – 699.

Stifter, C. A., Moding, K. J. (2015): Understanding and measuring parent use of food to soothe infant and toddler distress: a longitudinal study from 6 to 18 months of age. Appetite, 95, 188 – 196.

Stifter, C. A., Moding, K. J. (2018): Infant temperament and parent use of food to soothe predict change in weight-for-length across infancy: early risk factors for childhood obesity. International Journal of Obesity, 42, 1631 – 1638.

유아의 감정 섭식 행동 실험. Blissett, J., Haycraft, E., Farrow, C. (2010): Inducing preschool children's emotional eating: relation with parental feeding practices. American Journal of Clinical Nutrition, 32, 359 – 365.

10 Hebb, D. O. (1949): The organization of behavior. New York: John Wiley & Sons.

11 Bruch, H. (1991): Eßstörungen. Frankfurt a. M.: Fischer Verlag, S. 166.

12 데이비드 부스는 처음으로 감정 섭식 현상을 학습 심리학 개념으로 도입한 인물로 여겨진다. Booth, D. A. (1989): Mood- and nutrient-conditioned appetites. In: Schneider, L. H., Cooper, S. J., Halmi, K. A. (Hg.): The psychobiology of human eating disorders: preclinical and clinical perspectives (Band 575, S. 122 – 135). New York: Annals of the New York Academy of Sciences.

Booth, D. A. (1994): Psychology of nutrition. London: Taylor & Francis.

13 비만의 발생률. Sonntag, D., Schneider, S. (2015): Gesundheitsökonomische Folgen der Adipositas. In: S. Herpertz et al. (Hg.): Handbuch Essstörungen und Adipositas (S. 380 – 385). Berlin Heidelberg: Springer.

Boeing, H., Bachlechner, U. (2015): Deskriptive Epidemiologie von Übergewicht und Adipositas. In: S. Herpertz et al. (S. 371 – 378).

복부 비만과 스트레스. Björntorp, P. (2001): Do stress reactions cause abdominal obesity? Obesity Reviews, 2, 73 – 86.

비만으로 인한 질병 치료비. Sonntag, D., Schneider, S. (2015).
14 폭식증에 관한 병력에 관하여. Gordon, R. A. (2017): The history of eating disorders. In: K. Brownell, Walsh, B. T. (Hg.): Eating disorders and obesity. A comprehensive handbook (S. 163 - 168). New York: Guilford Press.
심한 스트레스와 섭식 장애의 발달. Felitti, V. J. (1993): Childhood sexual abuse, depression, and family dysfunction in adult obese patients - a case-control study. Southern Medical Journal, 86, 732 - 736.
Allison, K. C., Grilo, C. M., Masheb, R. M., Stunkard, A. J. (2007): High self-reported rates of neglect and emotional abuse, by persons with binge eating disorder and night eating syndrome. Behaviour Research and Therapy, 45, 2874 - 2883.
아동기 때 받은 성적 학대의 빈도. Häuser, W., Schmutzer, G., Brähler, E., Glaesmer, H. (2011): Misshandlungen in Kindheit und Jugend: Ergebnisse einer Umfrage in einer repräsentativen Stichprobe der deutschen Bevölkerung. Deutsches Ärzteblatt, 108, 287 - 294.

Wetzels, P. (1997): Zur Epidemiologie physischer und sexueller Gewalterfahrungen in der Kindheit. Hannover: Kriminologisches Forschungsinstitut Niedersachsen.
어린 시절의 성적 학대로 인한 섭식 장애 및 비만의 위험성. Caslini, M., Bartoli, F., Crocamo, C., Dakanalis, A., Clerici, M., Carrà, G. (2016): Disentangling the association between child abuse and eating disorders: a systematic review and meta-analysis. Psychosomatic Medicine, 78, 79 - 90.
Madowitz, J., Matheson, B. E., Liang, J. (2015): The relationship between eating disorders and sexual trauma. Eating and Weight Disorders-Studies on Anorexia Bulimia and Obesity, 20, 281 - 293.
Noll, J. G., Zeller, M. G., Trickett, P. K., Putnam, F. W. (2007): Obesity risk for female victims of childhood sexual abuse. Pediatrics, 120, e61 - e67.
Palmisano, G. L., Innamorati, M., Vanderlinden, J. (2016): Life adverse experiences in relation with obesity and binge eating disorder: a systematic review. Journal of Behavioral Addictions, 5, 11 - 31.

섭식 장애

1 Bruch, H. (1980): Der goldene Käfig. Frankfurt am Main: S. Fischer, S. 33–34.
2 폭식증과 거식증에 관해 자세히 알아보려면 다음을 참고하라. Jacobi, C., Paul, T., Thiel, A. (2004): Essstörungen. Göttingen: Hogrefe.
Fairburn, C. G. (2008): Cognitive behavior therapy and eating disorders. New York: Guilford Press.
독일의 섭식 장애 빈도. Hilbert, A., de Zwaan, M., Brähler, E. (2012): How Frequent Are Eating Disturbances in the Population? Norms of the Eating Disorder Examination-Questionnaire. PloS one, 7(1): e29125.
3 오스트리아 엘리자베트 황후의 식습관. Vandereycken, W., van Deth, R., Meermann, R. (1996): Hungerkünstler, Fastenwunder, Magersucht: Eine Kulturgeschichte der Essstörungen. München: Deutscher Taschenbuch Verlag, S. 265 ff.
4 미의 기준의 변화에 관하여. Stice, E., Spangler, D., Agras, S. W. (2001): Exposure to media-portrayed thin-ideal images adversely affects vulnerable girls: a longitudinal experiment. Journal of Social and Clinical Psychology, 20, 270–288.
Sypeck, M. F., Gray, J. J., Etu, S. F., Ahrens, A. H., Mosimann, J. E., Wiseman, C. V. (2006): Cultural representations of thinness in women, redux: Playboy magazine's depiction of beauty from 1979 to 1999. Body Image, 3, 229–235.
고열량 음식과 저열량 음식의 감정적 효과. Macht, M., Gerer, J., Ellgring, H. (2003): Emotions in overweight and normal-weight women immediately after eating foods differing in energy. Physiology and Behavior, 80, 367–374.
5 Franz Kafka: Vandereycken et al. (1996), S. 265 ff. und Fichter, M. M. (1988): Franz Kafkas Magersucht. Fortschritte der Neurologie – Psychiatrie, 56, 231–238.
섭식 장애의 위험 요소. Jacobi, C., de Zwaan, M., Hayward, C., Kramer, H. C., Agras, W. S. (2004): Coming to terms with risk factors for eating disorders: application of risk terminology and suggestions for a general taxonomy. Psychological Bulletin, 130, 19–65.
6 가족이 거식증에 미치는 영향. Karren, U. (1990): Die Psychologie der

Magersucht. Bern Stuttgart Toronto: Huber Verlag, S. 56-58, 104-106.
7   섭식 장애의 신체적 변화. Brambilla, F., Montelone, P. (2003): Physical complications and physiological aberrations in eating disorders: a review. In: Maj, M., Halmi, K., Lopez-Ibor, J. J., Sartorius, N. (Hg.): Eating Disorders. Chichester: John Wiley & Sons, S. 139-192.
8   효모 거품을 예찬하는 굶주린 포로의 심리적 결론. Paul, H. (1955): Das Seelenleben des Dystrophikers auf Grund eigener Erfahrungen. Stuttgart: Thieme.

식습관 변화시키기

1   다이어트 효과에 관하여. Neumark-Sztainer (2017): Wiederauftreten von Esssymptomen nach einer Behandlung. Quadflieg, N., Fichter, M. (2015): Verlauf der Bulimia nervosa und der Binge-Eating-Störung. In: Herpertz, S. et al., (S. 63-69).
2   섭식 장애 치료에서 자기 관찰의 중요성. Fairburn (2008).
3   독일 바트 키싱엔의 재활 센터에서 실험을 실시하였다. 그 결과 훈련 프로그램에 참여한 환자들에게서 훈련 직후와 약 석 달 후까지도 감정 섭식 행동이 줄어들고 고통스러운 감정을 조절하는 능력이 향상되었다고 보고되었다. 또한 즐거움을 가지고 음식에 집중하며 먹는 행동이 증가한 것으로 나타났다.
Macht, M., Lueger, T., Herrmann, K., Franke, W., Vogel, H. (2019): Evaluation eines achtsamkeitsbasierten Trainingsprogramms zur Modifikation emotionalen Essverhaltens in der medizinischen Rehabilitation. Deutsche Rentenversicherung (Hg.) 28. Rehabilitationswissenschaftliches Kolloquium, Deutscher Kongress für Rehabilitationsforschung, DRV-Schriften Band 117, 366-368.
Weitere Studien zur Evaluation des Trainings: Herber, K. (2014): Auslöser und Modifikation emotionalen Essverhaltens – Feldstudien zum emotionalen Essverhalten und seiner Veränderung durch ein achtsamkeitsbasiertes Training. Dissertation, Philosophische Fakultät I, Universität Würzburg. https://opus.bibliothek.uni-wuerzburg.de.
4   스트레스를 극복하는 더 자세한 전략을 보려면 다음을 참고하라. Linehan, M. (1996): Trainingsmanual zur Dialektisch-Behavioralen Therapie der Borderline-

Persönlichkeitsstörung. München: CIP-Medien.

먹는 즐거움의 비밀

1. Macht, M., Meininger, J., Roth, J. (2005: The pleasures of eating: a qualitative analysis. Journal of Happiness Studies, 6, 137-160.
Bergler, R., Hoff, T. (2002): Genuss und Gesundheit. Köln: Kölner Universitätsverlag, S. 198.
2. Kringelbach, M. (2015): The pleasure of food: underlying brain mechanisms of eating and other pleasures. Flavour, 4: 20.
Gehirnmechanismen der Lust; Kringelbach, M., Berridge, K. (2012): A joyful mind. Scientific American, 307, 40-45.
3. Brillat-Savarin, J.-A. (1979; Original 1826): Physiologie des Geschmacks. Frankfurt am Main: Insel Verlag, S. 199, 203, 204.
4. Golms & Kramer (2004)에서 한 인터뷰에서 인용.
5. Robinson, E., Aveyard, P., Daley, A., Jolly, K., Lewis, A., Lycett, D., Higgs, S. (2013): Eating attentively: a systematic review and meta-analysis of the effect of food intake memory and awareness on eating. American Journal of Clinical Nutrition, 97, 728-742.
Wieser, E. (2007): Validierung eines Fragebogens zum Essgenuss. Universität Würzburg: Institut für Psychologie, Lehrstuhl I.
6. Lutz, R. (2017): Euthyme Techniken (Genusstherapie). In E.-L. Brakemeier (Hg.): Verhaltenstherapie in der Praxis (S. 236-246). Weinheim: Beltz-Verlag, S. 236.
7. Bryant & Veroff (2007) beschrieben, S. 184-185.
8. Macht, Meininger & Roth (2005)의 인터뷰 녹취록에서 인용. Wie man ein Butterbrot genießen kann: von Randow, G. (2003): Genießen. München: Deutscher Taschenbuch Verlag, S. 9-10.